介護の
ための

マンガで
わかる！

医学聞き言葉
使い方辞典

東京福祉専門学校・看護師
白井孝子 監修

はじめに

　介護福祉士教育に携わり、20年以上。その間に、介護を取り巻く環境は、大きく変化しました。とくに近年は、介護の現場での医療依存度が高まり、2010（平成22）年3月、厚生労働省による「特別養護老人ホームにおける看護職員と介護職員の連携ケアの在り方」の取りまとめでは、痰の吸引など、それまで看護職員が行ってきたケアの一部を研修を受けた介護職員が行うなど、介護と医療の連携がより求められるようになってきています。

　そんななか、介護職員にとっては、日々の仕事のなかで飛び交う聞き慣れない医学用語がよくわからずに、気おくれやとまどいを感じる場面も多いようです。

　介護職員と看護職員が共通認識をもってスムーズに連携を図っていくためには、介護職員がそうした用語を理解しておくことが大切です。この本では、そういった聞き言葉や略語などを集め、用語の使われ方や意味を簡潔に説明しています。聞き慣れない言葉に出会ったときなどにこの辞典を活用し、問題解決に役立てていただければ幸いです。

白井孝子

アイソトニックゼリー

» 水分補給剤。
» 嚥下(えんげ)障害がある人が飲み込みやすいように、ゼリー状に加工されている。

アイテル（独 Eiter）

» 膿(うみ)。
» 化膿(かのう)した患部から生じる粘液。
» 膿が出ているようすを「アイテル様(よう)」といい、カルテや看護記録に「アイテル様あり」などと記される。
» 英語では「パス (pus)」。

アイブイ（IV：intravenous injection）

» 静脈注射。

アイブイエイチ（IVH：intravenous hyperalimentation）

» 中心静脈栄養法。
» 経口で栄養を摂取できない人の栄養補給のために行う。
» 鎖骨下の大静脈などにカテーテルを挿入し、高カロリー輸液を投与する。

> IVHは点滴と似ていますが、高栄養で高浸透圧の輸液を使用するため、静脈炎を起こさないよう、末梢静脈ではなく中心静脈に注入します。

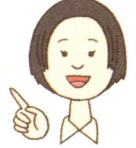

アウトブレイク（outbreak）
» 爆発的に病気の感染が拡大すること。
» 感染症の集団感染。

あおそこひ
➡緑内障（p.201）

アキュート（acute）
» 急性の。
» 急激に症状が現れること。

scene 病院での検査結果を見て

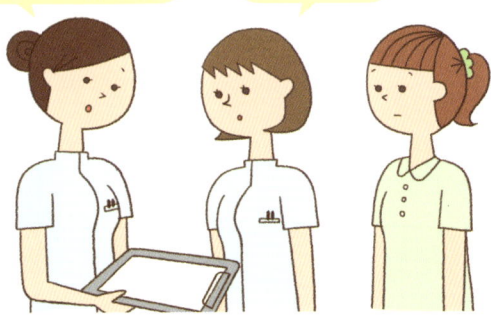

Bさん、アキュートURAですね。

そうですね。

反対語 クロニック（➡p.75）

悪玉(あくだま)コレステロール

» LDL(エルディーエル) (low density lipoprotein) コレステロールのこと。
» 血液中に含まれ、細胞膜や各種ホルモンなどの材料になる。

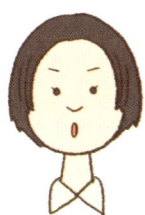

増えすぎると血管が詰まり、動脈硬化の原因となるため、悪玉コレステロールと呼ばれています。

反対語 善玉(ぜんだま)コレステロール (➡p.126)

アグ比(ひ) (A/G比：albumin/globulin ratio)

» 血清タンパク成分の中で大部分を占める、アルブミンとグロブリンの比率。
» アグ比が低い場合、栄養失調や肝臓の疾患が疑われる。

アグる (アグルチネート：agglutinate)

» 血液が凝固すること。

関連語 クロット (➡p.75)、コアグラ (➡p.81)

アゴナール (agonal)

➡ 下顎呼吸(かがくこきゅう) (p.51)

アシスト (アシストーレ：asystole)

» 心停止。
» 心電図が平坦を示す。

アシドーシス (acidosis)

» 血中のpH値が低下して、酸性に傾いた状態。
» 糖尿病などの病気にともなって起こる。
» 「酸性血症」ともいう。

反対語 アルカローシス (➡p.20)

アスピレーション (aspiration)

①吸引。口などから血液や体液、ガスなどを吸引器で吸い、取り除くこと。
②誤嚥。飲食物を飲み込むとき、誤って気管に入ってしまうこと。

アスペ (アスペルガー症候群：Asperger syndrome)

» 知能や言語の発達に問題はないが、人間関係や社会的なかかわりをもつことがうまくできない広汎性発達障害。
» 得意・不得意に偏りがあり、興味のあるものに強いこだわりをもつ。
» 「知的障害のない自閉症」ともいわれる。
» 略語は「AS」。

アズマ (asthma)

» 喘息(ぜんそく)。
» 咳(せき)などの発作的な症状が起きる呼吸器疾患のこと。
» ドイツ語では「アストマ (Asthma)」。

scene 要介護者のようすを見て

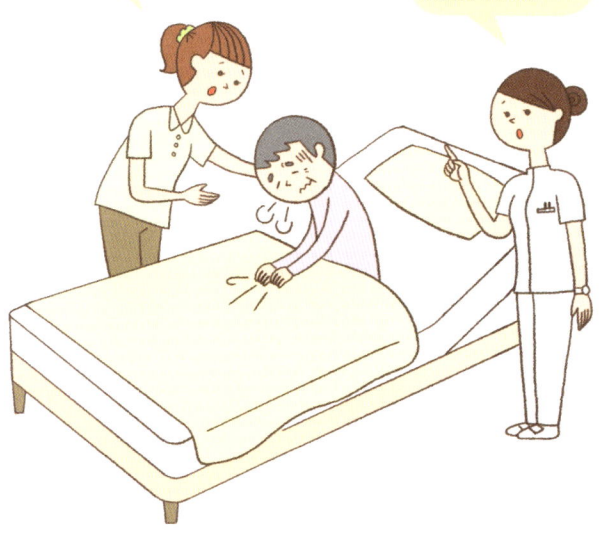

Aさん、つらそうなので寝ましょうか。

アズマだから、息が苦しいんですね。身体を起こしたままで大丈夫ですよ。

アタック (attack)

» 発作。てんかん発作や心臓発作、喘息発作がある。
» 病気の症状が突然現れて、緊急処置を要する状態。

scene 申し送りのときに

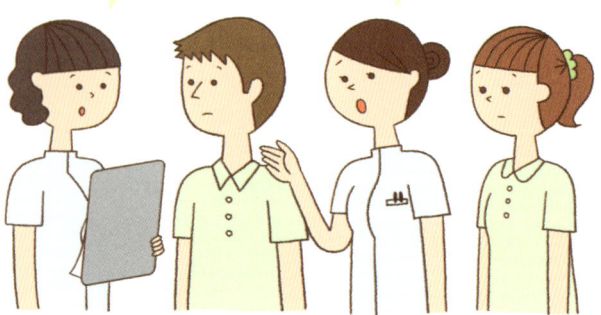

Aさんの呼吸状態が気になりました。アタックを起こしたそうです。

注意してようすを見るようにします。

アッペ (アッペンディシティス：appendicitis)

» 虫垂炎（盲腸）。

軋轢音（あつれきおん）

①喘息（ぜんそく）などで、呼吸時にゼーゼー、ヒューヒューと連続して聞こえる音のこと。
②骨折した部分を押したときに両骨端が触れ合って起こる異常音。

関連語 喘鳴（ぜんめい）（➡p.127）、ラ音（おん）（➡p.197）

アテトーシス（athetosis）、アテトーゼ（独 Athetose）

» 脳障害が原因で起こる不随意運動（ふずいい）。
» 意識と関係なく手足などが動くこと。
» 顔面、手、指などに現れることが多い。

アテローマ（atheroma）、アテローム（独 Atherom）

①粉瘤（ふんりゅう）。皮膚にできる腫瘍（しゅよう）の一種。脂肪のこぶ。
②動脈内壁に脂肪が沈積すること。これらの脂質で脳の血管が詰まり、脳血栓（けっせん）が起きた状態を「アテローム血栓性梗塞（こうそく）」と呼ぶ。

アド（アドボカシー；advocacy）

» 要介護者の権利を擁護する。代弁する。
» 高齢者もしくは、病気のため自分の意思が表明できない人に代わって主張すること。

アド（アドミッション：admission）

» 入院。
» 略語は「ad」。

反対語 エント（→p.43）

アナフィラキシー（anaphylaxis）

» 即時型アレルギー反応。
» アレルギーの原因となるものを摂取、接触、吸入することによって起きる。
» 鼻炎、蕁麻疹、喘息、呼吸困難、低血圧、失神、意識不明などさまざまな症状がある。

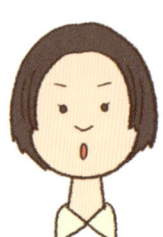

とくに激しい症状をともなう状態を「アナフィラキシーショック」といい、死に至ることもあります。

アナムネ（アナムネーゼ：独 Anamnese）

» 既往歴。病歴。
» 入院時に、医師または看護師が、患者やその家族から病歴を聴取して記録したもの。

アニソコ（アニソコリア：anisocoria）

» 瞳孔不同。
» 左右で瞳孔の大きさが違う状態。
» 先天的な場合と病的な場合があり、病的な場合には、失明や脳ヘルニアなどの可能性がある。

scene ▶ 要介護者のようすを見て

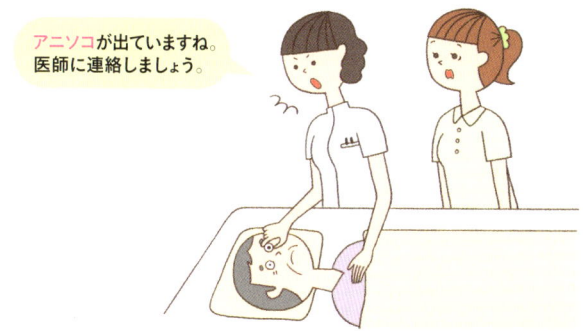

アニソコが出ていますね。医師に連絡しましょう。

アネミー（アネミア、アニーミア：anemia）

» 貧血。

アノレキシア（anorexia）

» 食欲不振。食欲のない状態。
» 神経性食欲不振症を「アノレキシアネルボーザ」という。

反対語 ブリミア…過食症。大食漢。

アプニア、アプネア（apnea）

①無呼吸、一時的な呼吸停止。
②嚥下や嘔吐のときに、異物が詰まって窒息すること。

アペタイト（appetite）

» 食欲。
» 食欲不振を「アペタイトロス（appetite loss）」という。

アポ、アポる（アポプレキシー：apoplexy）

» 脳卒中。脳梗塞、脳出血、クモ膜下出血などの総称。
» 「ストローク（stroke）」ともいう。

scene 介護記録を見ながら

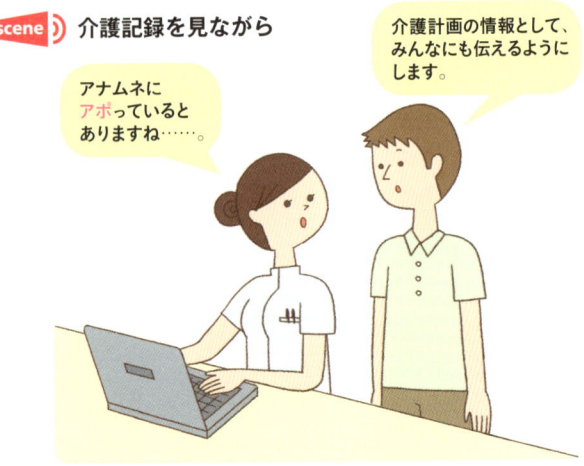

アナムネに アポっている とありますね……。

介護計画の情報として、みんなにも伝えるようにします。

アミトロ
(アミオトロフィックラテラルスクレローシス：amyotrophic lateral sclerosis)
➡エーエルエス（p.35）

アメンチア（amentia）
» 軽い意識障害。錯乱。

アリスミア（arrhythmia）
» 不整脈。心拍数が一定ではなく、脈拍が乱れた状態。

関連語 タキる（➡p.135）、ブラディ（➡p.178）

脈拍の種類

脈拍は、健康な大人で1分間に60〜90回程度が正常値とされる。それよりも速すぎたり、遅すぎたり、またリズムが乱れたり、脈拍に異常がみられる場合、緊張や運動などのほか、以下のような疾患が原因と考えられる。

種類	脈拍の状態	原因（疑われる疾患）
頻脈（タキカルディア）	脈拍が1分間に100回以上	発熱、貧血、脱水、うっ血性心不全、甲状腺機能亢進症など
徐脈（ブラディ）	脈拍が1分間に60回未満	洞不全症候群、甲状腺機能低下、アダムス・ストークス症候群など
不整脈（アリスミア）	リズムが不規則、脈がとぶ	心房細動、上室期外収縮、心室期外収縮など

アルカローシス (alkalosis)

» 血中のpH値が上昇して、アルカリ性に傾いた状態。
» 一酸化中毒、高山病などにともなって起こる。
» 「アルカリ血症」ともいう。

反対語 アシドーシス (→p.12)

アルサー (ulcer)

» 潰瘍(かいよう)。
» 皮膚や粘膜の表面組織が炎症を起こしてただれ、内部にまでおよんだ状態。

アルス

→ エーエルエス (p.35)

アルブミン (albumin)

» 体液や細胞に含まれる水溶性のタンパク質。
» 一般的には血清(けっせい)アルブミンを指す。
» 栄養や代謝物質を運んだり、浸透圧を維持したりする働きがある。

「Oさん、アルブミンが少ないので、食事に気をつけて、タンパク質やビタミンCを積極的に摂っていただくようにしましょう」のように使います。

アレスト（カルジアックアレスト：cardiac arrest）

» 心拍停止。
» そのままにしておくと発症後、数分で死に至る。
»「スタンドスティル」ともいう。

scene 要介護者のようすを見て

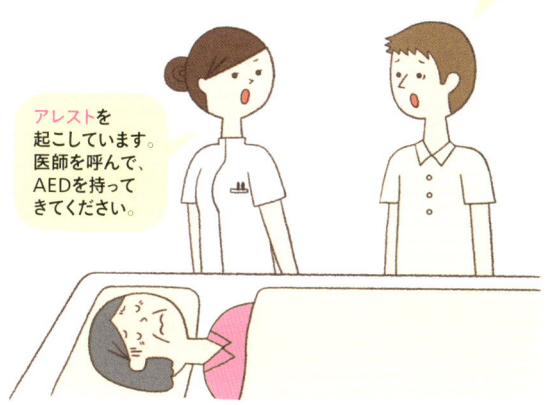

アレストを起こしています。医師を呼んで、AEDを持ってきてください。

えっ、アレストですか！わかりました。

アンギオ（アンギオグラフィー：angiography）

» 血液造影法。血管造影装置。
» 造影剤を血管に入れてX線撮影すること。血管の状態を確認するのに用いる。

安静時振戦

» 安静にしているときに起きるふるえ。
» ベッドに横になったり、椅子に静かに座ったりしているときに手足がふるえること。
» 安静時振戦が現れる代表的な病気は、パーキンソン病。

アンビュー（アンビューバッグ：Ambu bag）

» 手動式の人工呼吸器。
» 袋状のバッグを両手で押して、肺に空気を送り込む。
» 心肺蘇生や短時間の呼吸補助に使用される。
» 一般名称は「バッグバルブマスク」。Ambu社の製品が有名なため、アンビューバッグと呼ばれることが多い。

scene 具合が悪い要介護者の対応時に

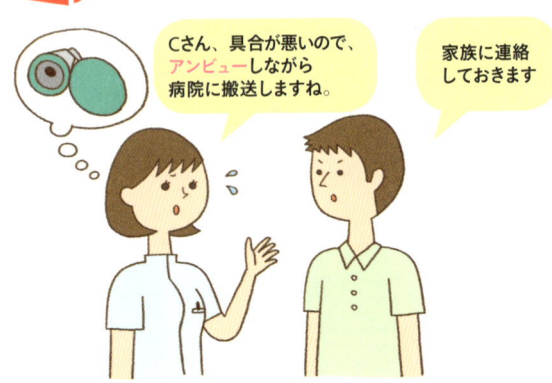

Cさん、具合が悪いので、アンビューしながら病院に搬送しますね。

家族に連絡しておきます

アンプタ (アンプテーション:amputation)

» 外科手術による切断。
» 手足を関節以外の場所で切ること。

アンプル (ampule、独 Ampulle)

» ガラスの容器入りの注射用薬剤。
» 略語は「Amp」。

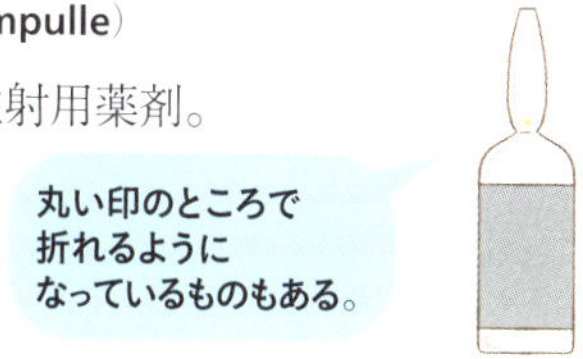

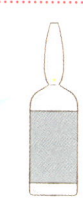

丸い印のところで折れるようになっているものもある。

罨法(あんぽう)

» 患部を温めたり冷やしたりして炎症や充血、疼痛を和らげる療法。
» 温める場合は「温罨法」、冷やす場合は「冷罨法」という。

scene 申し送りのときに

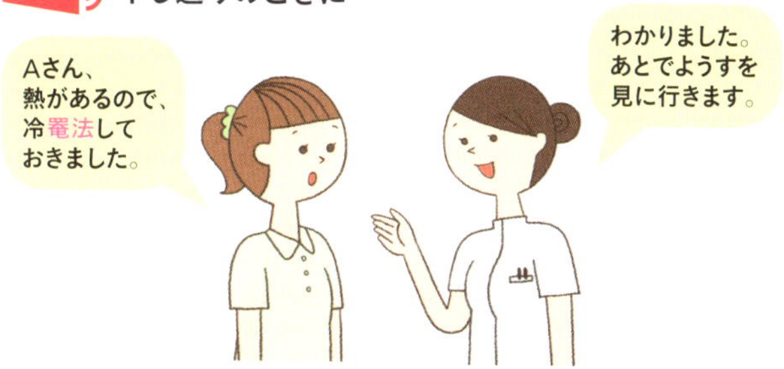

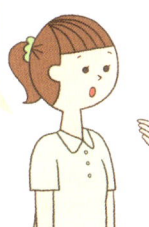

Aさん、熱があるので、冷罨法しておきました。

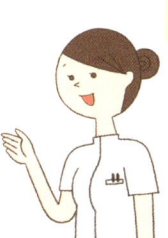

わかりました。あとでようすを見に行きます。

関連語 アイシング (➡p.8)

イーアール（ER：emergency room）
➡急外（p.66）

イクテルス（icterus、独 Ikterus）
» 黄疸。血中ビリルビン濃度が上昇し、皮膚や眼球が黄色になる肝臓や胆道疾患の症状のひとつ。

「眼球結膜に**イクテルス**が見られます」というように使います。

縊死
» 首吊りによる死亡。
» ひも状のものを首にかけて身体の体重をかけ、頸部圧迫によって脳虚血または窒息死すること。
» 「縊首」ともいう。

イソ球
» イソジンを浸した消毒用綿球。

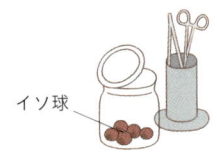

イソ球

一過性
いっかせい

» 症状が一時的に出て一定の時間が経過すると消えること。

scene 要介護者のようすを見て

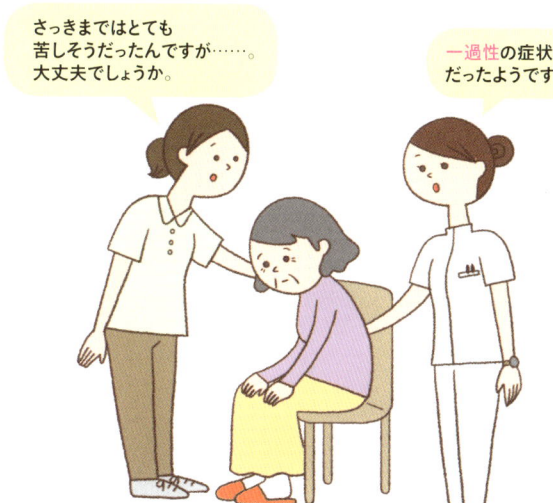

溢血
いっけつ

» 身体の組織内部に出血が起きること。またはその血液を指す。
» 脳溢血などが代表的。

易怒性(いどせい)

» 原因もなく、怒ったり不機嫌になったりする状態。
» 脳器質疾患、てんかん、頭部外傷などがあるときにみられる。
» 抑うつ状態であるために起こることもある。

scene ▶ 要介護者の状態について話しているときに

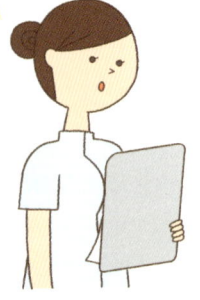

Aさん、易怒性が見られますね。

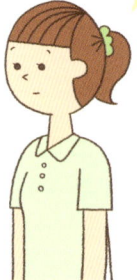

最近、精神的に不安定なんです。

イリゲーション (irrigation)

① 腸洗浄(ちょうせんじょう)、浣腸(かんちょう)。身体の各部から異物や残留物を除去して清浄すること。「イリゲーター」は浣腸器のこと。
② オストミー（人工肛門）の「灌注排便法(かんちゅうはいべんほう)」。洗腸用具で微温湯を注入して排便を促す。
③ 歯科で歯周ポケットや抜歯後の穴を洗浄すること。

イレウス（ileus）
» 腸閉塞症。
» 便が腸内で停滞し、詰まった状態。
» 発熱や脱水、腹部膨満、嘔吐などの症状を引き起こす。

イレオストミー（ileostomy）
» 回腸ストーマ（人工肛門）。
» 人工肛門の一種で、回腸に便の排泄口を造設した状態。

インアウト（in out）
» 身体の水分の出入り。水分出納。
» 水分摂取量と体外への排泄量とのバランス。
» 通常は発汗、尿、便などの排泄も含めてほぼ同量となる。

> 「イン」は体内に入るもの、
> 「アウト」は体内から排泄されるもの。
> 介護の現場では、食事や排泄の記録で
> インアウトを管理します。

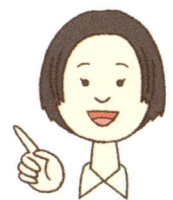

インコンチネンス (incontinence)

» 失禁。意志に反して尿や便が漏れる状態。
» 神経系の障害が原因の場合と、尿道や膀胱、直腸などの障害が原因の場合がある。

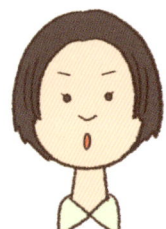

「失禁」という言葉は、
感情のコントロールにおいても使います。
認知症の人などが、
ささいなことで泣いたり、
笑ったりすることを
「感情失禁」といいます。

反対語 コンチネンス (➡p.87)

インジェクション (injection)

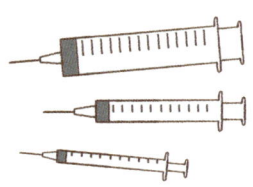

» 注射。
» 注入、射出。
» 注射には皮内注射 (略語 ic)、皮下注射 (略語 sc)、筋肉注射 (略語 im) などがある。

インファークション (infarction)

» 梗塞。
» 血栓、塞栓などによって血管が詰まり、酸欠になった部分の細胞が壊死すること。

インフェクション (infection)

» 感染。
» ウイルスや病原体が体内に侵入し、定着・増殖した状態。
» 施設内の感染拡大の防止・制御を「インフェクションコントロール (infection control)」という。

インフォームドコンセント (informed consent)

» 手術や検査、治療などに関して、医師が患者にわかりやすく説明し、同意を得ること。
» 患者は十分な情報を得る権利があり、理解したうえで、治療の選択や同意、拒否の決定を下すことができる。
» 略語は「IC」。

scene 申し送りのときに

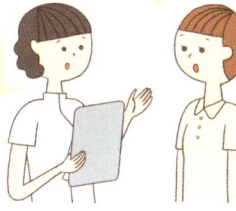

医師からCさんへのインフォームドコンセントは終わっています。

そうですか。わかりました。

反対語 パターナリズム (➡p.166)、ムンテラ (➡p.192)

インラインフィルター (inline filter)

» 静脈への点滴の管内に組み込まれたフィルター。
» 気泡や沈殿物、混入した微生物をろ過する働きがある。

ウィージング（wheezing）

» 喘鳴音(ぜんめいおん)。
» 呼吸時に空気が気道を通るごとに出る「ゼイゼイ」「ヒューヒュー」という音。

scene 診察中に

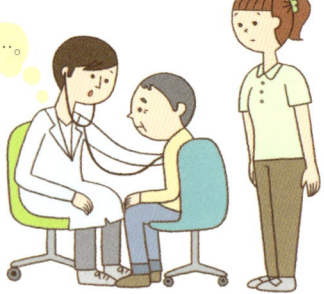

ウィージングが聞こえるな……。

ウィーニング（weaning）

» 人工呼吸から離脱して自発呼吸に戻すこと。

ウィルチェア（wheelchair）

» 車椅子。
» 略語は「WC」。

車椅子の基本構造

バックサポート
背もたれ。リクライニング機能が付いたものもある。

握り(グリップ)
介助者が操作する。

アームサポート
肘掛け。肘を乗せ、姿勢を保持したり立ち上がるときに身体を支える。

ブレーキ
車椅子の制御や駐車のときに使う。

フットサポート
足置き。着脱や可動できるタイプもある。

ティッピングレバー
介助者が足で踏むと、てこの原理でキャスターが上がって段差を乗り越えることができる。

キャスター
前輪。自在輪。

ハンドリム
車椅子使用者が車輪を回すときに持つ。

ヴェイン (vein)

» 静脈。
» 血液を全身から心臓に運ぶ血管。

反対語 アーテリー（➡p.6）

ウェルニッケ失語症

» 失語症の一種。脳のウェルニッケ中枢が損傷を受けたことで発症する。
» 意味不明の言葉をしゃべり続ける、言葉の意味を理解できない、質問に答えられないなどの症状が現れる。
» 「感覚失語」ともいう。

関連語 失語症（➡p.104）

ウォータートラップ (water trap)

» 人工呼吸器内に溜まった水滴を集めて溜めるカップ。

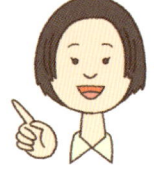

取り扱いには注意が必要です。

ウォーマー (warmer)

» 加温器。
» 温めるものを指す。

ウォックナース
(WOC nurse：wound ostomy continence nurse)

» 皮膚・排泄ケアの専門技術をもった、日本看護協会認定の看護師。
» wound＝創傷、ostomy＝オストミー（人工肛門、人工膀胱）、continence＝失禁の頭文字を取って、「WOCナース」という。

関連語 ET（enterostomal therapist）…ストーマ療法士。人工肛門ケアの専門家。

うっ血
» 身体の一部や臓器に、静脈血が大量に滞留した状態。

うっ滞
» 血液や臓器の分泌液、尿などが血管内に詰まり、流れが滞ったり、止まったりした状態。

ウルネブ（ウルトラソニック ネブライザー：ultrasonic nebulizer）
» 超音波吸入器。
» 吸入療法のことを指すこともある。
» 加湿目的で使うとき、「ウルネブ」と呼ぶことが多い。

関連語 ネブ（➡p.159）

ウロストミー (urostomy)

» 人工的に造られた排尿口。またはその造設手術。
» 手術で膀胱(ぼうこう)と尿道が切断された場合に、腹部から尿管を引き出して造る。
» 膀胱内にカテーテルを挿入して排尿する膀胱ろう、腎盂(じんう)にカテーテルを挿入して排尿する腎瘻(じんろう)などがある。
» 「尿路(にょうろ)ストーマ」ともいう。

エア入(い)り

» 呼吸音のこと。
» 呼吸状態の目安となる。
» 聴診器で聞く、または前胸部および後胸部を聴診(肺性副雑音)することで確認する。

エアウェイ (airway)

①気道。鼻腔(びくう)、咽頭(いんとう)、喉頭(こうとう)、気管、気管支からなる、口・鼻から肺への通り道。
②気道を確保するための補助器具。口腔(こうくう)用と鼻腔用がある。

エイチアイブイ (HIV：human immunodeficiency virus)

» ヒト免疫不全ウイルス。
» 後天性免疫不全症候群（エイズ）の原因となる。
» 「エイズウイルス」ともいう。

エイチディーエルコレステロール (HDLコレステロール)

➡善玉（ぜんだま）コレステロール（p.126）

エーイーディー (AED：automated external defibrillator)

» 自動体外式除細動器。
» 心室細動や不整脈などを自動的に検知し、電気的なショック（除細動）を与える医療機器。
» 音声アナウンスに従うことで、一般市民にも使用できる。

関連語 カウンターショック（➡p.50）

エーエルエス (ALS：amyotrophic lateral sclerosis)

» 筋萎縮性側索硬化症（きんいしゅくせいそくさくこうかしょう）。
» 運動筋を動かす神経が変性し、全身の筋肉が急速に萎縮、筋力が低下する神経性の難病。
» 「アミトロ」「アルス」ともいう。

> 介護保険の特定疾病のひとつです。

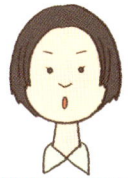

エーかん

エー肝 (A肝)

» A型肝炎。またはA型肝炎患者。

エーディーエル (ADL : activities of daily living)

» 日常生活動作。
» 食事、排泄、入浴、移動など、日常生活における基本的な動作。

scene ケース会議で

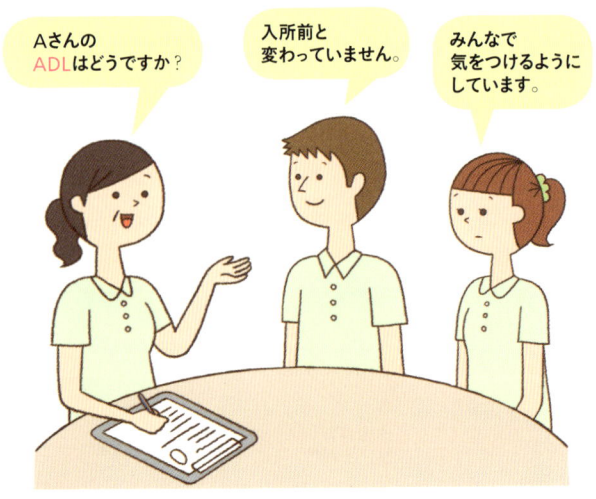

AさんのADLはどうですか？

入所前と変わっていません。

みんなで気をつけるようにしています。

関連語 アイエーディーエル (→p.7)

エーピー (AP: acute pancreatitis)

» 急性膵炎。
» アルコールや胆石、薬物などが原因となって起こる。

エーブイシャント (AV shunt: arteriovenous shunt)

» 動静脈の短絡路、バイパス。
» 動脈と静脈を吻合して、動脈血を直接静脈に流す。
» 血液透析に使われる。

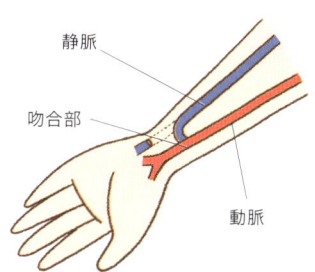

静脈
吻合部
動脈

関連語 シャント (➡p.107)

エクステュベーション (extubation)

» 抜管。気管チューブを抜くこと。

エクスレイ (X-ray)

➡レントゲン検査 (p.204)

壊死
➡ ネクる (p.159)

エスピーチューブ (SBチューブ：Sengstaken-Blakemore tube)
» 食道静脈瘤破裂時の止血に使う管。
» チューブに付いたバルーンを胃や食道に入れて膨らませて、一時的に食道静脈を圧迫止血するのに用いる。

壊疽
» 壊死した組織が腐敗した状態。
» 「脱疽」ともいう。

エッセン (独 Essen)
» 食事。食事を摂ること。
» 英語では「ミール (meal)」。

エデマ (edema)
» 浮腫、むくみ。むくむこと。
» 「エデマる」ともいう。

scene))) 要介護者の状態を見て

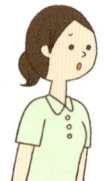

Oさん、足にエデマがあるようです。

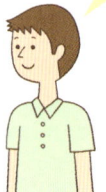

くつ下がきつかったかもしれませんね。

エヌジーチューブ（NGチューブ：nasogastric tube）

» 経鼻胃チューブ。
» 鼻腔から咽頭、食道を通って胃に挿入する。
» 胃の内容物の吸引や栄養補給、投薬に使用する。

scene 申し送りのときに

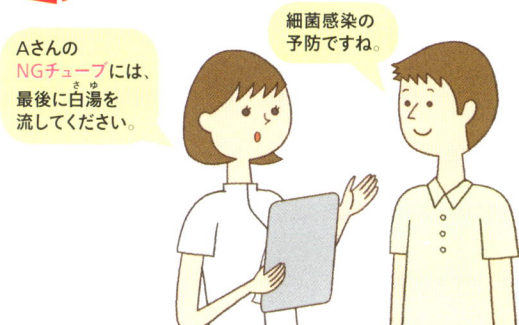

Aさんの NGチューブには、最後に白湯を流してください。

細菌感染の予防ですね。

エピ、エピドラ（エピデュラルチューブ：epidural tube）

» 脊髄を包む硬膜外腔に麻酔薬を注入するためのチューブ。
» 硬膜外麻酔時に使用する。

エピ（エピレプシー：epilepsy）

» てんかん。
» 意識がなくなる、手足の痙攣といった発作を繰り返し起こす慢性的な精神疾患。

エピデミック (epidemic)

» 一定地域に伝染病が流行すること。
» 流行の規模がより拡大した状況を「アウトブレイク」、世界的に拡大した状況を「パンデミック」という。

関連語 アウトブレイク（➡p.10）

エビデンス (evidence)

» 根拠と証拠。
» 適切な治療やケアの判断材料となる、科学的根拠や情報の集積。

エフビーエス (FBS : fasting blood sugar)

» 空腹時血糖。
» 空腹時（食後8〜12時間後）に調べる血中の糖の濃度。
» 糖尿病の疑いがあるかどうかがわかる。

エマジコール (エマージェンシーコール : emergency call)

» 緊急呼び出し。
» 容態急変時などに、医師や看護師らが緊急招集されること。
» 「コードブルー」ともいう。

エルディーエルコレステロール

➡悪玉コレステロール（p.11）

嚥下(えんげ)

» 飲食物や錠剤などを飲み下すこと。

炎症(えんしょう)

» 熱、薬物、ウイルス、アレルギーなどさまざまな刺激に対し、身体が防御反応を起こすことによって現れる症状。

炎症の4徴候

以下に挙げた特徴を「炎症の4徴候」といい、これらの特徴をもつ状態を「炎症」と呼ぶ。

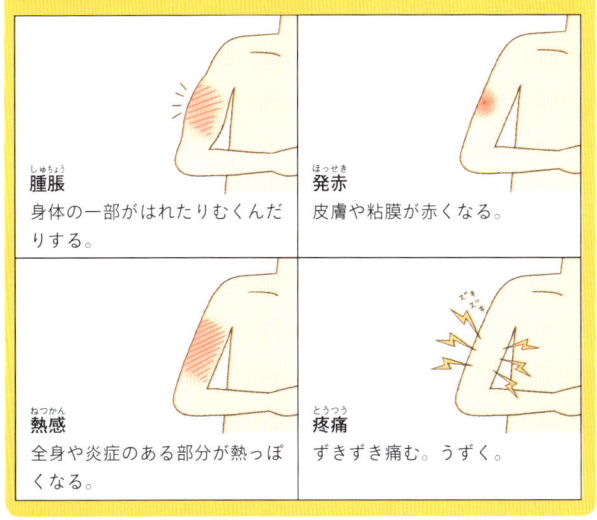

腫脹(しゅちょう)
身体の一部がはれたりむくんだりする。

発赤(ほっせき)
皮膚や粘膜が赤くなる。

熱感(ねつかん)
全身や炎症のある部分が熱っぽくなる。

疼痛(とうつう)
ずきずき痛む。うずく。

延食
→ 食止め (p.111)

エンゼルケア (angel care)

» 死後の処置。
» 遺体をきれいにして、体液の漏出を抑えるなどの処理をすること。
» 死後処理をするための器具類を「エンゼルセット」といい、顔色や表情を生前に近づけるために行う化粧を「エンゼルメイク」という。

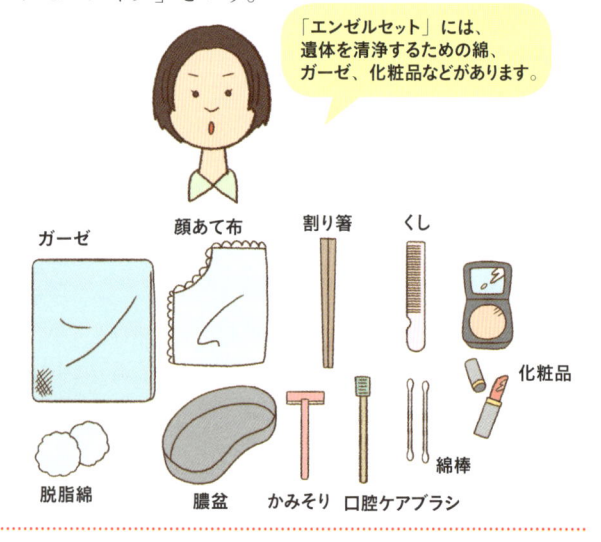

「エンゼルセット」には、遺体を清浄するための綿、ガーゼ、化粧品などがあります。

- ガーゼ
- 顔あて布
- 割り箸
- くし
- 化粧品
- 脱脂綿
- 膿盆
- かみそり
- 口腔ケアブラシ
- 綿棒

エント（エントラッセン：独 Entlassen）

» 退院。
» 英語では「ディスチャージ（discharge）」。

scene 検査入院中の要介護者について話しているときに

> Cさん、検査の結果がよかったので、エントしてきますよ。

> そうですか。よかったですね。

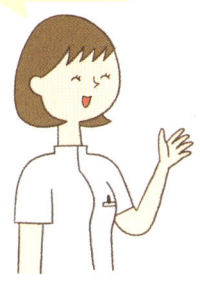

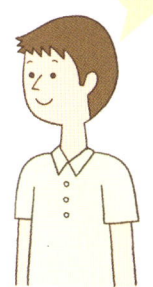

反対語　アド（→p.16）

お

嘔吐

» 口から胃の中のものを吐くこと。
» 吐き気は「嘔気」ともいう。

オートクレーブ（autoclave）

» 高圧蒸気滅菌装置。またはその装置で行う処理のこと。
» 高温・高圧状態で病原体などを死滅させる、滅菌処理のための装置。

オーラルケア（oral care）

» 口腔内の手入れ。
» 歯ブラシや洗浄液などで、虫歯や歯周病を予防すること。

scene ケアの方法を相談しているときに

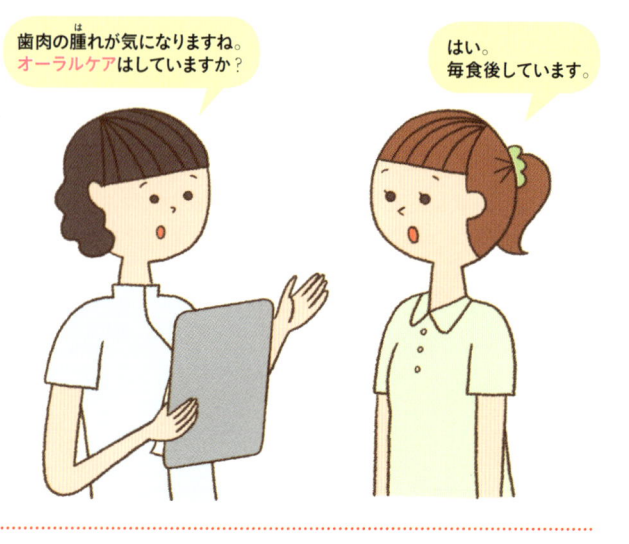

歯肉の腫れが気になりますね。
オーラルケアはしていますか？

はい。
毎食後しています。

オカルト （オカルトブラッド：occult blood）

» 潜血。便や尿に含まれる微量の血液。

scene 要介護者の状態を報告するときに

先生、便に赤いものが混じっていたんですけど……。

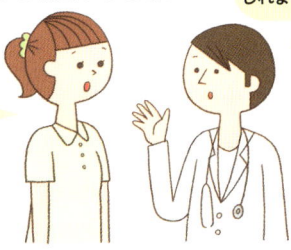

オカルトが出ているのかもしれませんね。

悪寒戦慄（おかんせんりつ）

» 急な発熱で体温が上昇する際、熱を発散できず、寒さを感じて四肢（しし）がふるえる状態。

悪心（おしん）

» 吐き気。
» 嘔吐（おうと）に先立って起こる胸のむかつきや不快感。

オステオ （オステオポローシス：osteoporosis）

» 骨粗鬆症（こつそしょう）。骨の密度が低下しスポンジ状になり、折れやすくなった状態。
» 日常生活程度の負荷でも骨折を引き起こす。
» 閉経以降の女性に多くみられる。

オストミー

オストミー (ostomy)
» ストーマ（人工肛門、人工膀胱）を造設する手術、または造設したストーマそのもの。
» 腸管から直接排泄できるよう腹部に穴をあけて、ストーマを造設する。

関連語　ストーマ（➡p.118）

オストメイト (ostomate)
» ストーマ（人工肛門、人工膀胱）、またはストーマをつけた人。
» オストメイトを洗浄できる施設を備えた「オストメイト対応トイレ」がある。

> オストメイト対応トイレは、腹部の清拭・洗浄やストーマの交換・装着がしやすいようにつくられた設備。オストメイトマークが目印となる。

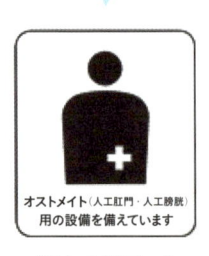

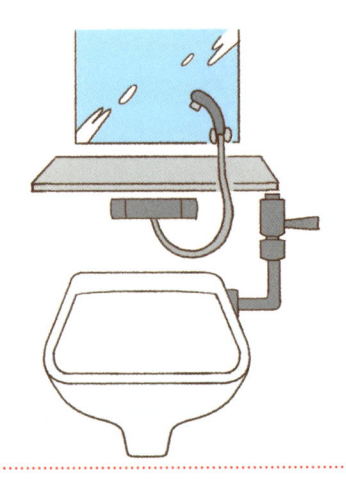

オストメイト（人工肛門・人工膀胱）
用の設備を備えています

オストメイクマーク

オンコール (on call)

①呼び出し、待機。緊急事態に備えて、医師や看護師がすぐに駆けつけられる状態でいること。自宅待機。
②診療時間外にかかってくる診療依頼や相談の電話のこと。

scene 急変対応時に

> Nさんの状態が悪いので、看護師をオンコールしてください！

> はい、わかりました！

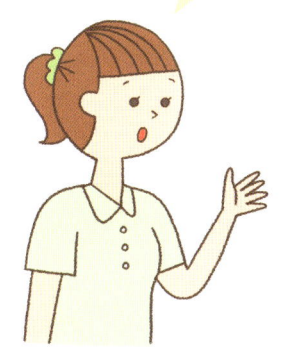

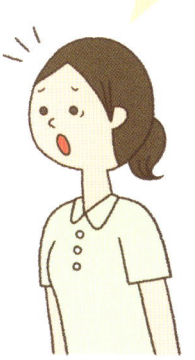

ガーグル (gargle)

» うがい。
» 水や薬剤を口に含んで、口腔内や喉をすすぐこと。
» 「含嗽（がんそう）」ともいう。
» うがい時に口から吐き出したものを受ける膿盆を「ガーグルベースン」という。

scene 歯磨きをする際に

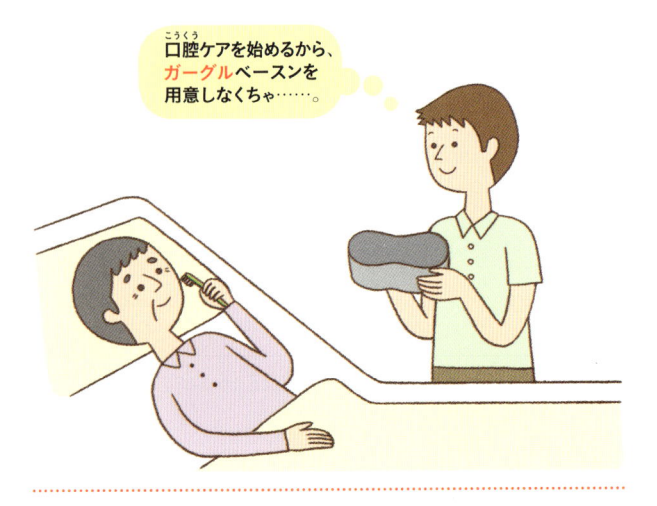

口腔ケアを始めるから、ガーグルベースンを用意しなくちゃ……。

カーデックス（cardex）

» カード形式の記録・情報バインダー。
» カードに要介護者ごとの治療や処置、経過などを記入し、情報を共有する。

ガートル台

» 点滴液などをぶら下げる台。

scene 看護師からの指示で

あちらの**ガートル台**を持ってきてください。

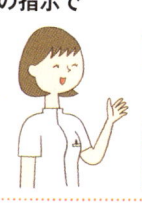

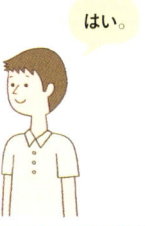

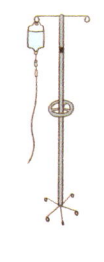

はい。

臥位

» 寝るときの姿勢や身体の向き。
» 臥位には、仰臥位（あおむけ）、側臥位（横向き）、腹臥位（うつぶせ）などがある。

関連語 体位 （➡p.131～133）

咳嗽

» 咳。咽頭や気管、気管支が刺激を受ける、または炎症を起こすことで出る。
» 「コフ」ともいう。

潰瘍（かいよう）

→ アルサー （p.20）

カウプ指数 （Kaup index）

» おもに乳幼児期の体格や栄養状態を判定する指数。
» 体重 (g) ÷ （身長 (cm) の2乗） ×10で算出する。

カウンターショック （counter shock）

» 心臓に電気的なショック（除細動）を与えて、心臓を蘇生させる医療器具、またはその方法。
» 重度の不整脈に対して行われる。

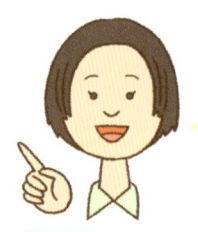

> カウンターショックの使用は、もともとは医師のみに認められていましたが、だれもが使えるAEDが普及し、近年、駅や公共施設への設置が進んでいます。

関連語 エーイーディー （→p.35）

ガウンテクニック （gown technique）

» 感染予防用のガウンの着方、脱ぎ方。
» 伝染病や感染症の人に接触する場合、感染源に触れないようにガウンを着用する。

下顎呼吸

» 吸気を最大限に得るために、下あごを動かして口を開ける呼吸。
» 危篤状態に見られる。
» 「アゴナール」「あえぎ呼吸」ともいう。

喀痰

➡ スプーター (p.119)

拡張期血圧

➡ 最低血圧 (p.92)

隔離

» 感染症患者などを一定の場所にとどめること。
» 感染経路を遮断して、感染の拡大を防ぐ。

下肢装具

» 下肢機能を補助するための装具。
» 下肢の変形予防、矯正などを目的に装着する。
» 膝から足首までに装着する「短下肢装具」や太ももから足首まである「長下肢装具」などがある。

関連語 補装具 (➡p.188)

ガス

ガス (gas)

» おなら。腸内ガス。
» ガスには「発酵型」と「腐敗型」の2タイプがある。
» 発酵型は、大腸付近で善玉菌が炭水化物を分解することによって出る二酸化炭素や水蒸気で、無臭。
» 腐敗型は、大腸付近で分解されなかったタンパク質が腐敗して出るもので、臭気がある。

scene 状態を確認しながら

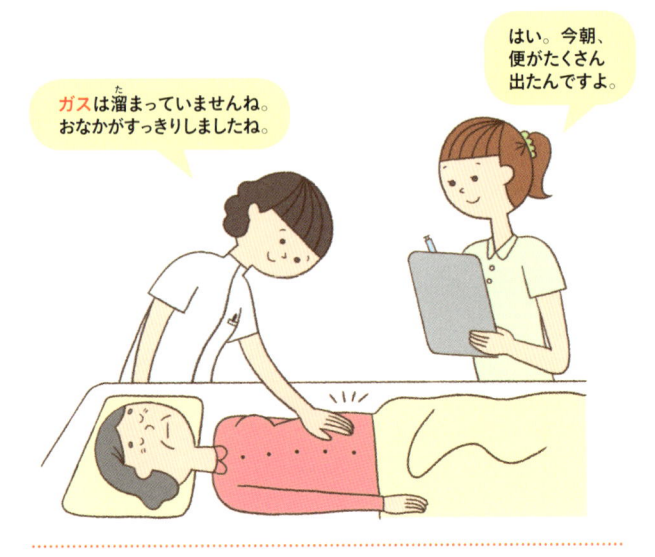

ガスは溜まっていませんね。
おなかがすっきりしましたね。

はい。今朝、便がたくさん出たんですよ。

ガストロスコープ (gastroscope)

» 胃カメラ。
» 胃の検査のための内視鏡。
» 内視鏡を使って胃潰瘍（かいよう）や胃がんの検査をすることをガストロスコピー (gastroscopy) という。

ガストロボタン (gastrobutton)

» ボタン型胃瘻（いろう）チューブ。

> 「胃瘻」は、口から
> 飲食ができなくなった人の胃に穴をあけ、
> チューブを取り付けて
> 水分や栄養を補給する方法です。

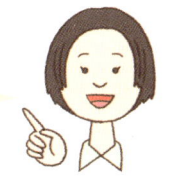

片麻痺（かたまひ）
➡ 片麻痺（へんまひ）(p.186)

喀血（かっけつ）

» 咽頭（いんとう）や気管、気管支、肺など呼吸器系から鮮紅血の出血を吐き出すこと。
» 消化器系からの出血（吐血（とけつ））と混同しないよう、よく調べる必要がある。

関連語 吐血（とけつ）(➡p.152)

カマ

カマ、カマグ
» 酸化マグネシウムのこと。
» 胃酸を緩和する制酸薬として、また緩めの下剤、緩下剤(かんげざい)として使用される。
» 「酸カマ」ともいう。

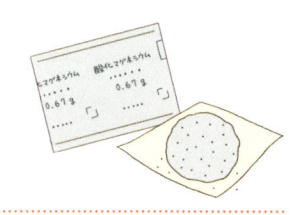

カリフリー（カリウムフリー）
» カリウム抜きのこと。
» 高カリウム血症が疑われる場合、点滴などの輸液はカリフリーで行われる。

カルチ（カルチノーマ；carcinoma）
» 悪性腫瘍(しゅよう)（がん）。
» 「キャンサー」「クレブス」ともいう。

寛解(かんかい)
» 病気の症状が好転し、安定すること。
関連語 再燃(さいねん)（➡p.92）

患側(かんがわ)
➡患側(かんそく)（p.57）

緩下剤(かんげざい)

» 緩やかな下剤。
» 服用後、8～12時間後に便意をもよおす。
» 「瀉下剤(しゃげざい)」ともいう。
» 酸化マグネシウムなどが使用される。

観血的(かんけつてき)

» 出血をともなう、という意味。
» 出血をともなう検査や処置を、「観血性検査」「観血的処置」と呼ぶ。
» 「手術的」「外科的」ともいう。

間欠的(かんけつてき)

» ある一定の時間を置いて、起こったり止んだりすること。
» 正しくは「間歇(かんけつ)」。「間欠」は当て字。
» 「間欠熱」「間欠的跛行(はこう)」など、ほかの用語といっしょに使用される。

感作(かんさ)

① 特定の抗原を与えることで、意図的にアレルギー反応を起こしやすくすること。
② 血清学上では、抗原と抗体を試験管内で結合させることを指す。

かんし

鉗子（forceps）
» 外科手術や処置に使う器具で、ハサミのような形をしている。
» 組織や異物をはさむほか、血管の止血にも使用される。
» 先端に鉤のついた「コッヘル鉗子」や、鉤のない「ペアン鉗子」といった種類がある。

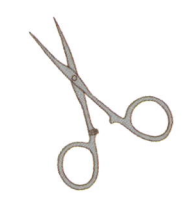

眼脂
» 目やにのこと。
» 病的眼脂には、結膜炎などによる漿液性眼脂、膿性眼脂、粘液性眼脂などがある。

感情失禁
» 感情をコントロールできず、ささいなことで感情をたかぶらせ、激しく泣いたり笑ったりすること。
» 脳動脈硬化症や認知症の人によく見られる。
» 「情動失禁」ともいう。

肝切（肝臓切除）
» 肝臓がん、外傷などの治療のため、肝臓の一部を切除すること。
» 「肝切除」ともいう。

関節可動域 (かんせつかどういき)

» 肩や肘、股、膝などの関節が、最大限に動かせる範囲。
» 略語は「ROM (range of motion)」。「アールオーエム」ともいう。
» 関節が動く範囲を広げるためのリハビリ運動を、「関節可動域 (ROM) 訓練」という。

関節拘縮 (かんせつこうしゅく)

» 関節の組織が固くなり、動きが制限された状態。
» 関節が曲げにくくなる「伸展拘縮」、伸ばしにくくなる「屈曲拘縮」がある。
» 「拘縮」ともいう。

含嗽 (がんそう)

➡ ガーグル (p.48)

患側 (かんそく)

» 麻痺や障害などのある部位側のこと。
» 片麻痺となった人の麻痺のある側。
» 「かんがわ」ともいう。

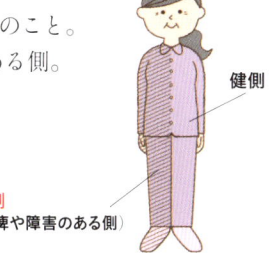

健側

患側
(麻痺や障害のある側)

反対語 健側 (けんそく) (➡p.79)

関注（関節腔内注射）

» 変形性関節症やリウマチなどで使われる注射。

浣腸

» 肛門から直腸や結腸にグリセリンを薄めたものを注入すること。
» 大腸内の便やガスを排出させる目的で行われる。

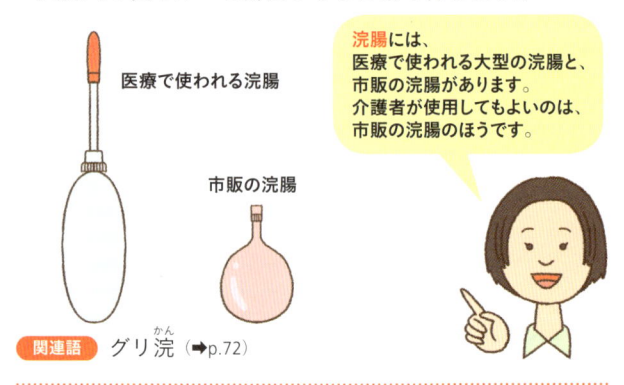

医療で使われる浣腸

市販の浣腸

> 浣腸には、医療で使われる大型の浣腸と、市販の浣腸があります。介護者が使用してもよいのは、市販の浣腸のほうです。

関連語　グリ浣（→p.72）

嵌頓

» 腸や子宮など腹部の内臓器官が腹壁から飛び出し、戻らなくなった状態。
» 臓器が飛び出し、はまり込んで血液が行かなくなった状態を「嵌頓ヘルニア」という。放置すると壊死してしまうので緊急手術が必要。

き

キープ (keep)

» 点滴注入のための輸液ラインを確保すること。点滴用の針を末梢血管内に残しておく。
» 「ラインキープ」「ルートキープ」ともいう。

scene 申し送りのときに

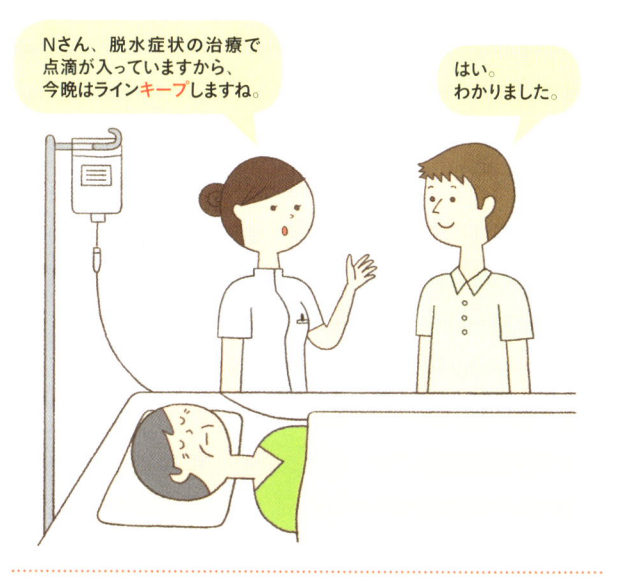

> Nさん、脱水症状の治療で点滴が入っていますから、今晩はラインキープしますね。

> はい。わかりました。

既往歴

→ アナムネ (p.16)

器械出し

» 手術の際に、器具を執刀医に手渡しする看護師のこと。

気管カニューレ

» 気管内に挿入し、呼吸管理に使用するチューブ。
» 腫瘍、炎症などによって気道が閉塞した場合、気管切開を行い、気管孔に気管カニューレを挿入して気道を確保する。
» 通常、2週に1回程度で交換。痰などで汚染したら随時交換する。
» 喀痰や分泌物の吸引が必要。

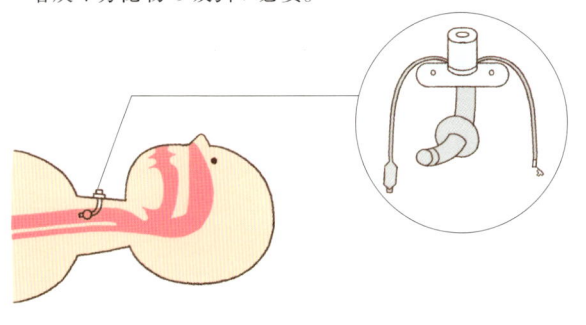

関連語　トラキオ（→p.153）

気管内吸引

» 気管に入り込んだ痰などの異物を、チューブで外部に吸引すること。
» 気管内挿管や気管切開、嚥下障害などが原因で、痰などを自分で排出できない場合に行われる。

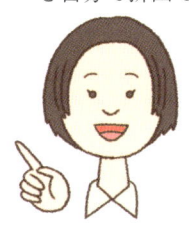

> 「気管」とは、喉頭から気管支まで続く管のことで、呼吸や発声にかかわる器官です。

気管内挿管

» 鼻や口、または気管切開により直接気管にチューブを挿入すること。
» 呼吸障害や喉頭がんなどで気道が狭くなり呼吸困難になった場合や心肺停止など、重症の人が気道確保するために行う。

義肢

» 事故や障害、病気で切断した手や足の機能や外観を補うための器具。
» 上肢・手腕の義肢を「義手」、下肢・足部の義肢を「義足」と呼ぶ。

義歯(ぎし)

» 入れ歯。部分義歯と総義歯がある。
» 毎食後、清掃と手入れをして、清潔さを保つ。
» 義歯が合わないと、口の中の粘膜が傷ついて口内炎(こうないえん)を起こすこともある。

希死念慮(きしねんりょ)

» 抑うつや喪失感、妄想にとりつかれるなどして、死にたい気持ちが生じること。
» 「自殺念慮(じさつねんりょ)」ともいう。
» 自殺願望とは異なり、客観的には理解できない理由で死にたいと願う場合を指す。

希釈尿(きしゃくにょう)

» 比重が1.010以下となった尿。慢性腎不全や尿崩症でみられる。
» 「低張尿」ともいう。

気切(きせつ)

➡ トラキオ (p.153)

蟻走感(ぎそうかん)

» 皮膚や体内を、むずむずとアリがはっているように感じる異常な知覚感情。

吃音(きつおん)

» 発語時に、円滑に話せない状態。
» 言葉に詰まったり、同じ音を繰り返したりする。
» 口角などの筋肉が、意志とは関係なく痙攣(けいれん)することにより起こる。
» 「どもり」「吃語(きつご)」ともいう。

scene 介護記録を見ながら

> Hさん、最近、吃音が激しいようですね。

> 医師に相談してみましょうか

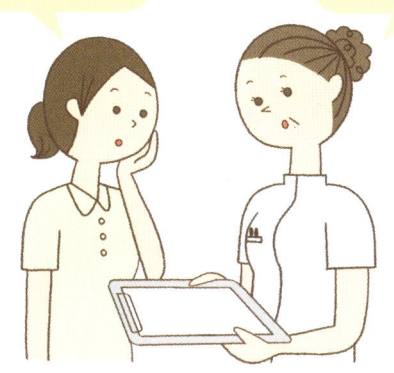

吃逆(きつぎゃく)

» しゃっくり。
» 横隔膜が痙攣(けいれん)することで起きる。

気導聴力

» 空気の振動で伝わる音を、耳から聞き取る能力。
» 外耳、中耳を通して聞く、一般的な音を聞き取る力。

反対語 骨導聴力（➡p.84）

キネス （キネステティック：独 kinästhetik）

» 要介護者の身体の自然な動きを活用して、体位を変換すること。

機能性尿失禁

» 尿路や排尿機能は正常なのに、尿をもらしてしまうこと。
» 認知機能や運動機能の低下などによって起こる尿失禁。

逆性石けん

» 陽イオン界面活性剤の別称。
» 洗浄力はほとんどないが、殺菌作用が高いため医療や介護の現場で消毒に利用されている。
» 逆性石けんとふつうの石けんをいっしょに使うと、殺菌作用も洗浄作用も弱まるので、ふつうの石けんで汚れを落としたあとに、逆性石けんで洗う。

関連語 陽性石けん（➡p.195）

逆行性

» 通常の流れとは逆の方向からアプローチすること。

ギャッチアップ

» 可動式ベッドの頭側を上げること。
» 「ヘッドアップ」ともいう。

キャリア（carrier）

» 保菌者。
» ウイルスや病原体に感染しているのに発病せずに無症状だった場合、のちに発病し、感染源となるおそれがある。

キャンサー（cancer）

➡ カルチ（p.54）

キュア（cure）

» 病気や症状を治療したり、軽減するための医療行為。
» 目配りする、という意味の「ケア（care）」の対義語として使われることが多い。

キューオーエル（QOL：quality of life）

» 「生活の質」「生命の質」「人生の質」などと訳される。
» 物質的な面だけでなく、精神的な満足度や幸福感を考えること。

吸引器（きゅういんき）

» 気管に溜（た）まった鼻水や痰（たん）を吸い出す機器。

急外(きゅうがい)（救急外来）

» 緊急治療が必要な患者を受け入れるための専門外来。
» 「ER（emergency room）」ともいう。

scene 申し送りのときに

夕べ、Hさんが急外に運ばれました。

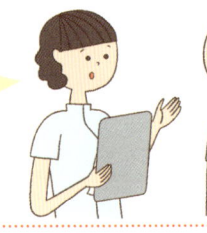

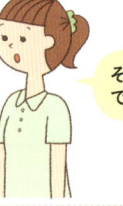

そうだったんですか。

丘疹(きゅうしん)

» 皮膚の表面に盛り上がった小さなつぶつぶの発疹(ほっしん)。
» 発疹が隆起した状態。疥癬(かいせん)や湿疹(しっしん)でみられる。

吸入器(きゅうにゅうき)

→ネブ（p.159）

球麻痺(きゅうまひ)

» 脳内の延髄(えんずい)と橋(きょう)にある脳神経の運動障害によって起こる、発語、発声、嚥下(えんげ)、呼吸、循環などの障害。
» 舌、唇、喉頭(こうとう)などの麻痺によって、しゃべりにくい、固い食べ物が噛めないといった症状が出る。
» 「球症状」ともいう。

仰臥位（ぎょうがい）

» あおむけに寝る姿勢。
» 臥位のひとつ。
» 「背臥位（はいがい）」ともいう。

関連語 体位（➡p.131～133）

局方（きょくほう）（日本薬局方）

» 日本国内で使う医薬品の品質、性状、純度、強度の基準について、厚生労働省が定めた公定書。

局麻（きょくま）（局所麻酔）

» 麻酔薬で、身体の一部分だけを無痛にする麻酔方法。
» 脊髄（せきずい）麻酔、硬膜外（こうまくがい）麻酔、表面麻酔、局所浸潤（しんじゅん）麻酔、伝達麻酔の5種類がある。

反対語 全麻（ぜんま）（➡p.127）

挙上（きょじょう）

» 手足など、身体の部位を上の方向に挙げること。

拒薬（きょやく）

» 薬の服用を拒否すること。
» 要介護者が捨てたり隠したりして、薬を服用しないことはよくある。

筋萎縮性側索硬化症

→ エーエルエス (p.35)

禁忌

→ コントラ (p.88)

筋注 (筋肉注射)

» 筋肉に打つ注射。
» 筋肉には毛細血管やリンパ液が多く分布しているため、皮下注射より薬物の吸収が早い。

関連語 インジェクション (→p.28)

空腹時血糖値

→ エフビーエス (p.40)

クーリング (cooling)

» 氷囊や冷湿布、アイスパックなどを使い、冷却すること。
» 冷やすことで炎症や疼痛を抑制する。
» 「冷罨法」ともいう。

駆血帯(くけつたい)

» 血液を採取するとき、採血部の上部に巻くゴム。
» 血管を浮き上がらせるために使用する。

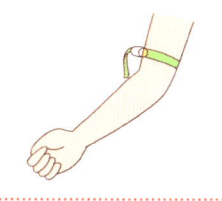

クスマウル呼吸(こきゅう) (Kussmaul respiration)

» 異常呼吸のひとつ。
» 異常に深く遅い呼吸が規則正しく続く状態。アセトン臭をともなう。
» 糖尿病性ケトアシドーシス、腎不全にともなう尿毒症、糖尿病性昏睡時などにみられる。

口(くち)すぼめ呼吸(こきゅう)

» 口をすぼめ、ゆっくりと息を吐き出す呼吸法。
» 息を吐き出すのに、吸った時間の2〜3倍はかけてゆっくり行う。
» 気管支が広がって空気が出入りしやすくなる。
» 呼吸不全や慢性閉塞性肺疾患（COPD）などの場合に行われる呼吸法のひとつ。

クモ膜(まく)

» 脳と脊髄(せきずい)を覆う3層の髄膜(ずいまく)のうち、まん中にある膜のこと。外側は「硬膜(こうまく)」、内側は「軟膜(なんまく)」という。

クラーク (clerk)

» 職員。
» 病院で、事務手続きや患者とその家族に対応する職員を「病棟クラーク」と呼ぶことがある。
» 近年は「介護クラーク」も増えている。

グラウコーマ (glaucoma)

➡ 緑内障(りょくないしょう)(p.201)

グラスゴーコーマスケール (Glasgow coma scale)

» 国際的に広く使われている意識障害の評価方法。
» 開眼、発語、運動機能の3要素について、どの段階にいるかを診断し、合計点で意識レベルの重症度を測定する。
» 略語は「GCS」。

関連語 3-3-9度方式(さんさんくどほうしき)(➡p.96)

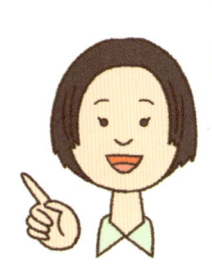

> 意識レベルの評価には、「GCS(グラスゴーコーマスケール)」と、「JCS(ジャパン・コーマ・スケール;3-3-9度方式)」がよく使われます。

意識レベルの評価方法①

グラスゴーコーマスケール (GCS)

開眼機能（4段階）、発語機能（5段階）、運動機能（6段階）の3項目のスコアの合計で判定する。15点が正常で、3点がもっとも重症。

機能	反応	評点
開眼 (E)	自発的に開眼	4
	呼びかけにより開眼	3
	痛み刺激により開眼	2
	開眼しない	1
発語 (V)	見当識あり	5
	会話に混乱あり	4
	言葉に混乱あり	3
	理解不明の音声	2
	発声なし	1
運動 (M)	命令に従う	6
	痛みや刺激をはらいのける	5
	痛みや刺激から逃げる	4
	異常な屈曲運動	3
	伸展反応	2
	まったく動かさない	1

クラッシュシンドローム（crush syndrome）

» 交通事故などで身体に長時間の圧迫が加えられ、圧迫から解放されたあとに起こる全身障害。
» 高カリウム血症、急性腎不全などの症状を引き起こす。

クラッピング（clapping）

» 軽打法（けいだほう）。
» 手のひらを丸めて胸部を軽く叩き、痰（たん）の排出を促す。

クランケ（独 Kranke）

» 患者。
» 最近では英語の「ペーシェント（patient）」を使うことが多い。

グリーフケア（grief care）

» 遺族の悲嘆ケア。

グリ浣（かん）（グリセリン浣腸：glycerin enema）

» グリセリン50％と微温湯50％を混ぜ合わせた浣腸液。
» 速効性があり、便秘治療や腸の内容物をすみやかに除去したいときなどに用いる。
» 略語は「GE（ジーイー）」。

関連語 浣腸（かんちょう）（➡p.58）

グリコ（グリコヘモグロビン：glycohemoglobin）

» ヘモグロビン（Hb）が血中の糖（グルコース、ブドウ糖）と結びついて変性したもの。
» HbA_{1c}（グリコヘモグロビンの一種）の数値は、糖尿病の診断の指標となる。

クリティカルパス（critical path）

» 診断スケジュール表。
» 診察計画、検査、治療、入院から退院までの治療内容を時系列にまとめた管理表。
» 「クリニカルパス（clinical path）」ともいう。

scene 要介護者の状態を確認するときに

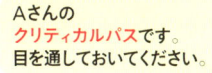

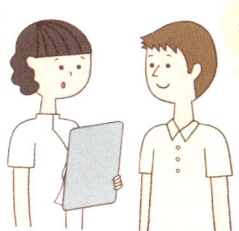

Aさんのクリティカルパスです。目を通しておいてください。

わかりました。

グル（グルコース：glucose）

» ブドウ糖。
» 脳のエネルギー源。
» 全身の細胞機能に作用し、代謝を促す。

グル音 (独 Gurren)

» おなかがゴロゴロという音。
» 腸蠕動音。
» 腸管の蠕動運動によって、腸の内容物とガスが混じったり移動したりすることで、音が生じる。
» 「腹鳴」ともいう。

scene 🔊 腹部の音を聞きながら

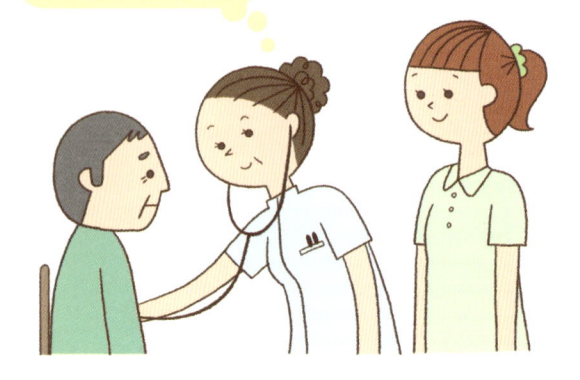

> いい音がしている。
> グル音がよく聞こえるわ。

クレブス (独 Krebs)

➡ カルチ (p.54)

クレンメ（独 Klemme）

» 点滴の速度を調節する器具。
» 点滴のルートにつけて使用する。

クローン病

» 慢性肉芽腫性腸炎。消化管、とくに回腸が炎症や潰瘍を起こす疾患。

クロスマッチ（cross-matching）

» 血液型適合試験。
» 輸血にともなう副作用を防止するために、患者の血液とドナー（提供者）の血液の反応を調べる。
» 「交差適合試験」ともいう。

クロット（clot）

» 血液が凝固したもの。
» 凝血塊。
» 「コアグラ（coagulation、coagulum）」ともいう。

関連語 アグる（➡p.11）、コアグラ（➡p.81）

クロニック（chronic）

» 慢性の。
» 病気が治らず長引くこと。

反対語 アキュート（➡p.10）

け

痙咳（けいがい）
» 短く連続して起こる、発作的な咳。

経管（けいかん）（経管栄養）
» 嚥下障害などで口から十分に栄養が摂れない人に、管を用いて胃に栄養流動食を注入する。
» 「チューブフィーディング」ともいう。

憩室（けいしつ）
» 膀胱など、管腔性の臓器の壁の一部が拡張したり突き出たりしたもの。

痙縮（けいしゅく）
» 強い緊張で、筋肉がこわばった状態。
» 「痙性」「痙攣」「攣縮」ともいう。

痙性麻痺（けいせいまひ）
» 筋肉の収縮が強まる麻痺。
» 脳卒中のあとなどに現れる。

反対語 弛緩性麻痺（しかんせいまひ）（➡p.100）

傾眠
けいみん

» 比較的軽い意識障害。
» ウトウトした状態で、刺激がないと眠ってしまうが、大声で呼んだり叩いたりすると、反応がある。

scene 食事中にウトウトしている要介護者を見て

Kさん、Kさん、大丈夫ですか？食事ですよ。起きましょう。

傾眠状態なんじゃないかしら。

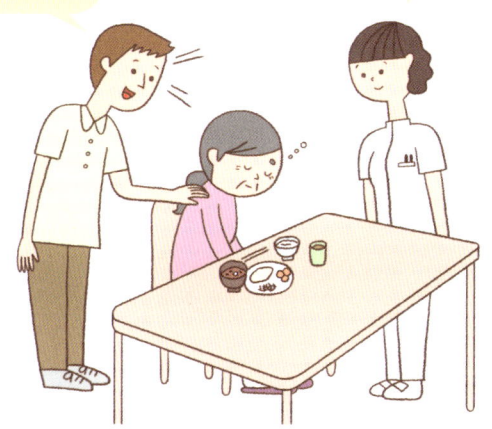

ケーゲル体操
➡ 骨盤底筋訓練（p.85）

げけつ

下血（げけつ）

» 血便が出ること。
» 消化管から出血した血液が、便に交じって肛門から排出される。
» 胃からの出血だと黒褐色の便に、肛門に近い部位からの出血は鮮紅色の便になる。
» 「メレナ」ともいう。

血ガス（けつガス）

» 血液ガス分析。
» 血中の酸素分圧や二酸化炭素分圧、水素イオン濃度などを測定する検査。
» 呼吸の状態、肺機能の状態、体内の酸・塩基の状態を調べることができる。

欠伸（けっしん）

» あくび。

scene ▶ 介護記録を見ながら

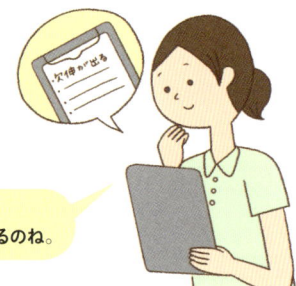

「欠伸が出る」

欠伸……。
あぁ、あくびがたくさん出ているのね。

結滞 (けったい)

» 不整脈の一種。
» 心収縮が弱いため、脈拍が触診できない状態。

眩暈 (げんうん)

» めまい。
» 目が回るようなくらくらとした感覚の総称。

健側 (けんがわ)

➡ 健側 (けんそく) (p.79)

言語障害 (げんごしょうがい)

» 言葉の発声機能や、言葉の理解、表現が困難になる障害。
» 吃音、音声障害、構音障害、失語症、早口症、言語発達遅延などの症状がある。

幻視 (げんし)

» 幻覚の一種。
» 見えるはずのないものが見えると感じること。

健側 (けんそく)

» 片麻痺がある人の、麻痺がない側。
» 「けんがわ」「非麻痺側」ともいう。

反対語 患側 (かんそく) (➡p.57)

けんとうしき

見当識 (けんとうしき)

» 自分が置かれている状況、時間、場所、周囲の人物などを正しく認識する能力。
» 見当識が保たれているかどうかが意識障害の指標となる。
» 見当識が失われることを「失見当識」「見当識障害」という。

反対語 失見当識 (しつけんとうしき) (➡p.104)

原発性 (げんぱつせい)

» ある症状や疾患が、他の身体の部位の疾患を原因とするのではなく、疾患が現れている臓器自体が原因となっている状態。

反対語 続発性 (ぞくはつせい) (➡p.129)

健忘 (けんぼう)

» 記憶障害のひとつで、てんかん、認知症、頭部の外傷などに続いてみられる症状。
» 発病前のことを忘れる「逆向性健忘」、発病後、新しいことが覚えられない「前向性健忘」がある。

巻綿子 (けんめんし)

» 金属棒に脱脂綿を巻きつけたもの。
» 口腔ケアや扁桃・咽頭に薬剤を塗布するときなどに使用される。

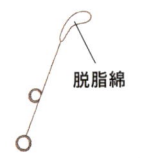

脱脂綿

080

こ

コアグラ （コアグラント：coagulant）

» 凝固剤、血液凝固のこと。

scene 医師に要介護者の状態を報告するときに

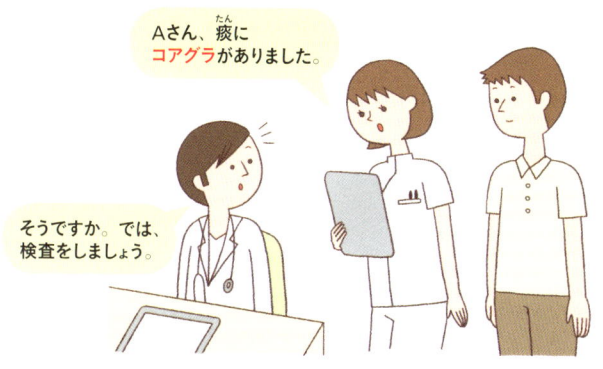

> Aさん、痰（たん）に**コアグラ**がありました。

> そうですか。では、検査をしましょう。

関連語 アグる（➡p.11）、クロット（➡p.75）

コアグる （コアグレーション：coaglation）

» 尿や排液に血液のかたまりが混じっている状態。

誤飲（ごいん）

» 異物を誤って飲み込むこと。

こうかつ

口渇(こうかつ)

» 喉(のど)が渇くこと。
» 脱水症状の一種。

口腔(こうくう)

» 口の中。
» 口唇(こうしん)(くちびる)から口峡(こうきょう)(喉の入り口部分)までを指す。
» 嚥下(えんげ)障害の機能回復のために、口の中を凍らせた綿棒などで刺激することを「口腔マッサージ(アイスマッサージ)」という。
» 嚥下や咀嚼(そしゃく)、発音など、口腔の機能を回復するために、舌の運動やうがいなどの練習を行うことを「口腔リハビリテーション」という。
» 口腔内にできる潰瘍(かいよう)を「口腔アフタ」という。

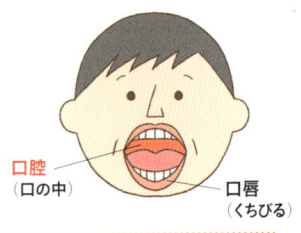

口腔(口の中)
口唇(くちびる)

拘縮(こうしゅく)

➡ 関節拘縮(かんせつこうしゅく)(p.57)

叩打法(こうだほう)

» 手のひらやこぶしで胸壁を軽く叩(たた)いて、痰(たん)などを排出しやすくする。

誤嚥（ごえん）

» 飲食物をうまく飲み込めず、食道ではなく気管や肺気に入ってしまうこと。
» 誤嚥で入り込んだ唾液や飲食物が十分に排出されず、肺が炎症を起こした状態を「誤嚥性肺炎」という。

ゴーグル （goggles）

» 感染防止のためにかける医療用の防護めがね。

コート （独 Kot）

» 大便のこと。
» 「KOT」と書くこともある。

コードブルー （code blue）

➡ エマジコール （p.40）

コーピング

» 対処法のこと。たとえばストレスの対処法は「ストレスコーピング」という。

コーマ （coma、独 Koma）

» 昏睡状態（こんすいじょうたい）。
» 重度の意識障害があり意識混濁した状態で、自ら動くことはなく強い刺激にも反応しない。

小刻み歩行

» 極端に狭い歩幅で歩くこと。
» すり足で歩くこともある。
» パーキンソン病で拘縮の人に見られる。
» つまづいたり転倒しやすい。

固縮

» 首、四肢の筋肉が固まってこわばったり、関節を動かそうとしても、動きにくい状態。
» 「筋強剛」ともいう。
» パーキンソン病の症状のひとつ。

姑息的療法

» 病気の原因を取り除くのではなく、患者のリスクを考慮して、痛みや苦痛な症状を和らげるために行う治療。
» 「対症療法」「姑息的治療」「待期的治療」ともいう。

反対語 根治療法 (➡p.88)

骨導聴力

» 内耳に直接伝わる頭蓋骨の振動から音を聞き取る能力。
» 高齢者に多い、感音性難聴の補聴器に活用されている。

反対語 気導聴力 (➡p.64)

骨盤底筋訓練(こつばんていきんくんれん)

» 膀胱(ぼうこう)や腟(ちつ)など、骨盤内の臓器を支え、尿道をギュッと締める「骨盤底筋群」を強化する訓練。
» 腹圧性尿失禁などの改善に効果がある。
» 「ケーゲル体操」ともいう。

> 骨盤底筋訓練は、
> 尿失禁の予防や改善に効果があるだけでなく、
> 拘縮を防いで、
> 身体を動かしやすくする効果もあります。
> 寝たままでもできる軽い運動です。

【骨盤底筋訓練の例】
あおむけに寝て、膝を立て、肛門や腟の周辺の筋肉を、中に引きこむようにきゅっと締めたり緩めたりする。

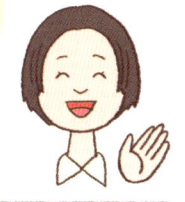

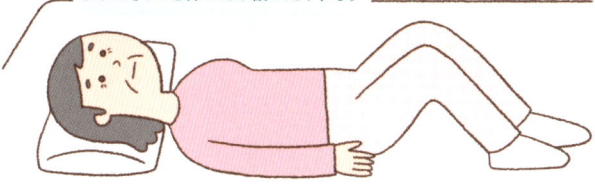

コフ (cough)
➡ 咳嗽(がいそう) (p.49)

呼名(こめい)

» 名前を呼ぶこと。
» 意識レベルや発達段階を判断するために、名前を呼んで反応を見ることを「呼名反応」という。

コンサバ（コンサバティブ：conservative）

» 保存的。患部を外科的に切除せずに、温存したまま治療すること。

コンサル（コンサルテーション：consultation）

» 専門知識をもつ専門医師や看護師などが、診断や看護ケアについて助言すること、または助言を受けること。
» ほかの診療科に助言を求めること。

scene ケアの方法を相談しているときに

Aさんの栄養状態について栄養士にコンサルを依頼しましょう。

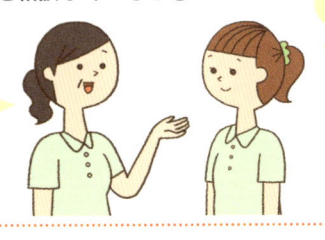

はい。

昏睡(こんすい)

» 音や光などの刺激に反応がなく完全に意識が失われた、意識障害でもっとも重篤(じゅうとく)な状態。

コンセントフォーム（consent form）

» 検査や治療などの同意書。
» インフォームドコンセントを受けたあとなどに署名する。

コンタクトプリコーション（contact precaution）

» 接触感染予防対策。
» 米国疾病対策センター（CDC）が提唱する、院内感染の標準予防対策「スタンダードプリコーション」に、感染症患者の個室使用、聴診器の個別使用などが加わる。

関連語 スタンダードプリコーション（➡p.117）

コンタミ（コンタミネーション：contamination）

» 汚染。混入。

コンチネンス（continence）

» 自分の意志で、排尿や排便を制御できること。

scene ケアの方法を相談しているときに

Cさん、尿失禁があるので、コンチネンス専門の看護師にも会議に参加してもらいましょうか。

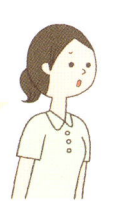

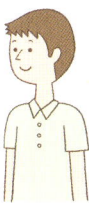

そうですね。

反対語 インコンチネンス（➡p.28）

こんちりょうほう

根治療法

» 病気の原因を取り除いて、根本から直す療法。
» 「原因療法」ともいう。

反対語 姑息的療法（➡p.84）

コントラ（コントラインジケーション：contraindication）

» 禁忌。悪影響をおよぼすおそれのある治療や薬剤の配合を行わないこと。

scene 医師が要介護者の状態を確認しながら

> Aさんは、緑内障だから、抗コリン剤はコントラですよ。

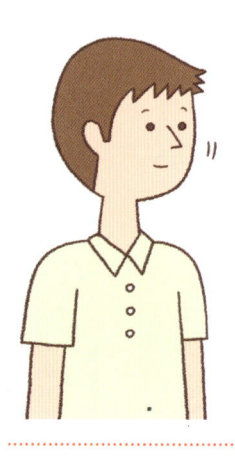

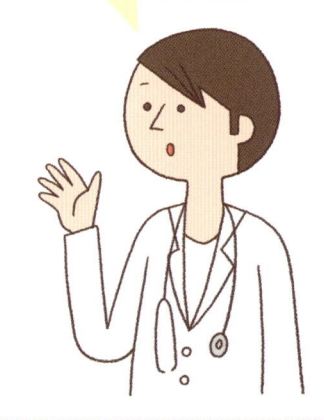

コンバルジョン (convulsion)

» 痙攣(けいれん)発作。
» てんかんなどに代表される、全身性の激しいひきつけ。

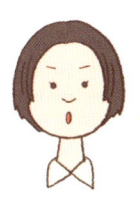

> 痙攣とは、意志とは関係なく筋肉が激しく収縮すること。てんかんなど慢性反復性のものと、頭蓋内出血、低酸素症など脳の障害による急性のものがあります。

コンプライアンス (compliance)

» 医師の指示や薬の摂取量、時間など、治療方針や服薬指導を守り、従うこと。

反対語 ノンコンプライアンス (➡p.161)

コンプレイント (complaint)

» 症状、病気。
» 患者の訴え。
» 「チーフコンプレイント」で「主訴(しゅそ)」の意味。
» 「コンプレイントマネージャー」は、患者の訴えに向き合う専門家を指す。

昏迷

» 意識は保たれているが、動かず、反応のない状態で、意識障害のなかでは中等度のもの。
» 統合失調症などで起こることがある。

さ

座位

» 上半身を起こして座ったときの姿勢や身体の向き。
» 長座位、椅座位、端座位、半座位（ファーラー位）、起座位などがある。

 関連語 体位（➡p.131〜133）

サイアノーシス（cyanosis）

➡チアノーゼ（p.138）

最高血圧

» 血液を全身に送り出し、心臓が収縮しているときの血圧。
» 基準値は140mmHg未満。
»「収縮期血圧」「最大血圧」ともいう。

在宅酸素療法

» 慢性呼吸不全、肺高血圧症など酸素吸入が必要な人が、在宅または外出時にいつでも酸素吸入ができる療法。
» 酸素濃縮装置（空気中の酸素を濃縮する）、液体酸素装置（低温化した酸素を気化する）、酸素ボンベ、鼻カニューレなどの器具を使用する。
» 略称は「HOT(ホット)」。

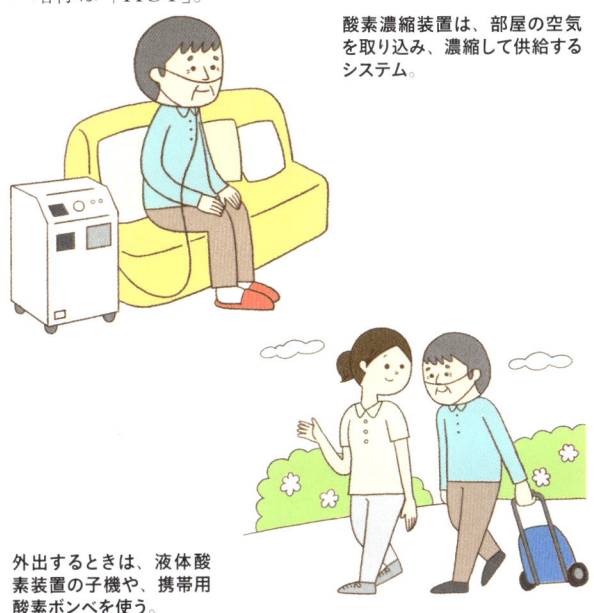

酸素濃縮装置は、部屋の空気を取り込み、濃縮して供給するシステム。

外出するときは、液体酸素装置の子機や、携帯用酸素ボンベを使う。

最低血圧（さいていけつあつ）

» 血液が全身から心臓に戻り、心臓が拡張しているときの血圧。
» 基準値は90mmHg未満。
» 「拡張期血圧」「最小血圧」ともいう。

サイドエフェクト（side effect）

» 副作用のことで、医薬品のおもな作用以外の作用を指す。

再燃（さいねん）

» 治まっていた症状や病気が再発すること。

関連語 寛解（かんかい）（➡p.54）

サイレント（silent）

» 潜在すること。
» 病原菌に感染して、潜伏期間がすぎても症状が現れない状態。

錯語（さくご）

» 失語症の症状のひとつで、言いたい言葉とは別の言葉が出てしまうこと。
» 「つくえ」と言おうとしているのに「いす」と言ってしまう意味性錯誤と、「つえく」と言ってしまう音韻性錯誤がある。

サクション (suction)

» 吸引。
» 気道に溜まった分泌物などを、チューブで吸い込み体外に排出する。
» 「サッキング (sucking)」ともいう。

scene)) 痰が出にくい要介護者の対応時に

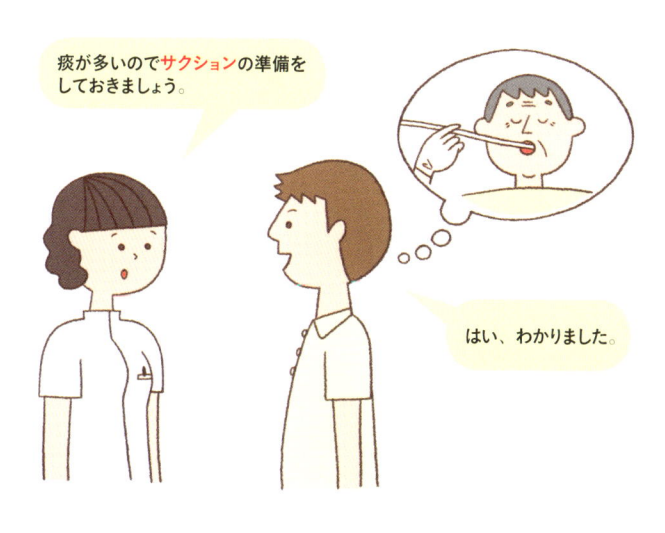

痰が多いのでサクションの準備をしておきましょう。

はい、わかりました。

差し込み便器

» ベッド上で使用する便器。
» ベッドに寝ている状態で、殿部の下に差し入れて使用する。和式と洋式がある。

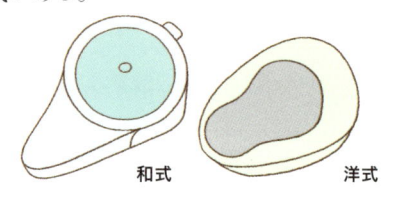

和式　　洋式

嗄声

» 声がれ。しわがれ声。

挫創

» ものにぶつかる、打たれるなど外部からの強い打撃でできた傷で、傷口が開いているもの。
» 傷口が開いていない閉鎖性の傷は「挫傷」という。

サチュレーション（saturation）

» 動脈血酸素飽和度（SpO$_2$）。
» 動脈血の中に含まれている酸素の量を、パルスオキシメータで測定する。

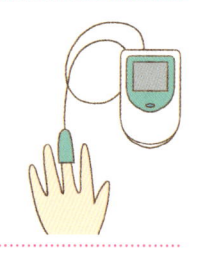

擦過創（さっかそう）

» 擦り傷。
» 皮膚が何かにこすれてできた傷。
» 表皮がはがれて真皮が出ている状態。
» 正しくは「擦過創」。

サポ（サポジトリー：suppository）

» 坐薬（ざやく）。おもに便通、消炎、鎮痛のために使用する。
» 肛門や尿道、膣（ちつ）などに挿入して使用する固形の外用薬。
» 常温では溶けやすいため、冷蔵庫などで保存する。
» 「サップ」「ズポ」ともいう。

scene 申し送りのときに

Cさん、熱が下がらなかったら、先生から指示を受けたサポを入れてもらえますか。サポは冷蔵庫の中よ。

はい、わかりました。

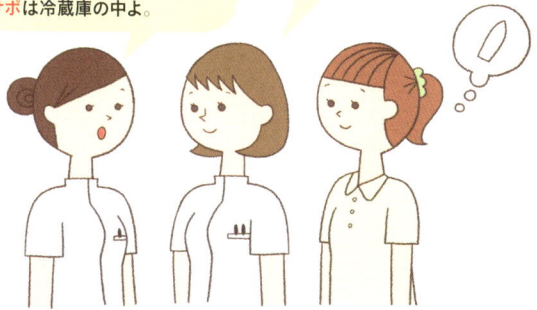

残渣（ざんさ）

① 飲み込めずに口腔内（こうくう）に残ったものや、未消化で胃に残ったもの。食物残渣。
② 溶解（ようかい）などのあとに残った不溶物、かす。

3-3-9度方式（さんさんくどほうしき）

» 国内で一般的に使われている意識レベルの見方。
» 意識の状態を軽いほうからⅠ、Ⅱ、Ⅲの3つに分けて、さらにそれぞれを3段階評価する（表p.97）。
» ジャパン・コーマ・スケール（JCS：Japan Coma Scale）ともいう。

関連語 グラスゴーコーマスケール（➡p.70）

し

次亜塩素酸ナトリウム（じあえんそさん）

» ノロウイルスの消毒に有効な成分。
» 希釈してトイレや浴室、シーツなどの殺菌、滅菌に使用する。
» 家庭用の漂白剤の主成分なので、これを希釈してノロウイルスの消毒に使うこともできる。

意識レベルの評価方法②

3-3-9度方式（JCS）

意識のレベルをⅠ、Ⅱ、Ⅲの3段階に分け、さらにそのなかの3段階の評価と併せて分類する。たとえば、「Ⅱ-30-R」、「Ⅰ-3-AR」などと記入する。

Ⅰ	刺激しなくても覚醒している
1	意識はあるが、ぼんやりしていてはっきりしない
2	見当識障害がある
3	自分の名前、生年月日が言えない
Ⅱ	**刺激すると覚醒する**
10	ふつうの呼びかけで開眼する
20	大声や、身体をゆさぶることで開眼する
30	刺激を与え、呼びかけを続けると、かろうじて開眼する
Ⅲ	**刺激しても覚醒しない**
100	痛みや刺激に対し、払いのけるような動作をする
200	痛みや刺激に対し、手足を動かしたり、顔をしかめたりする
300	痛みや刺激に反応しない

必要に応じて、以下の項目も付け加える。
R：restlessness（不穏）、I：incontinence（失禁）、
A：akinetic mutism, apallic state（自発性の欠如）

肢位（しい）

» 手足の位置や関節の角度。
» 日常動作に支障がない状態を「良肢位」、支障がある場合を「不良肢位」という。

関連語 良肢位（➡p.200）

ジーイー（**GE**：glycerin enema）
➡グリ浣（p.72）

シーエーピーディー
（**CAPD**：continuos ambulatory peritoneal dialysis）
➡連続携行式腹膜透析（p.204）

シーオーピーディー
（**COPD**：chronic obstructive pulmonary disease）
➡慢性閉塞性肺疾患（p.191）

シー肝（**C肝**）

» C型肝炎。またはC型肝炎患者。

シーパップ（**CPAP**：continuous positive airway pressure）

» 持続的気道内陽圧呼吸。

シーピー (CP：cerebral palsy)

» 脳性麻痺。

scene ケアの方法を相談しているときに

> Oさん、シーピーなので、緊張すると不随意運動が強くなるので注意しましょう。

> こまめに声をかけるようにします。

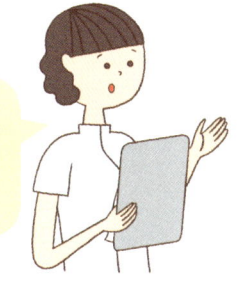

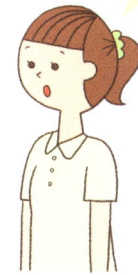

ジェネリック医薬品 (generic drug)

» 後発医薬品。
» 特許期間がすぎた医薬品を他の製薬会社が製造、または販売するもの。
» すでに効果や安全性が実証された医薬品と同等のものを製造するため、開発費用がかからず、薬価も低く抑えることができる。
» 「ゾロ薬」ともいう。

哆開 (しかい)

» 縫合でふさがった部分が、抜糸後に開いてしまうこと。
» 「離開 (りかい)」ともいう。

弛緩性麻痺

» 筋肉の緊張低下がある運動麻痺。
» 脊髄の損傷が原因で起こることが多い。

反対語 痙性麻痺（➡p.76）

ジギ、ジギ薬（ジギタリス：digitalis）

» 慢性心不全、うっ血性心不全の治療薬。
» 嘔吐、悪心などの副作用と強い中毒性がある。
» 強心作用のある多年草のジギタリスが原料となる。

止血

» 出血を止めること。
» 基本は、傷口にガーゼを当て、手で押さえる直接圧迫止血法。実施者は必ずビニール手袋を着用する。

歯垢

» 歯の表面に付着した堆積物。細菌やその代謝物からなる。
» 放置すると、虫歯や歯周病を招く。
»「プラーク」ともいう。

自己血

» あらかじめ採血しておいた本人の血液。また、手術の際、本人の血液を輸血に使用すること。
»「自己血輸血」ともいう。

じこどうにょう

自己注 (自己注射)

» 自分自身で行う注射。
» インスリン投与や成長ホルモンなどの皮下注射に限り、認められている。
» 注射器の使い方や手順について、医師や看護師から事前に指導を受けることが必要。

scene 治療について医師からの指示で

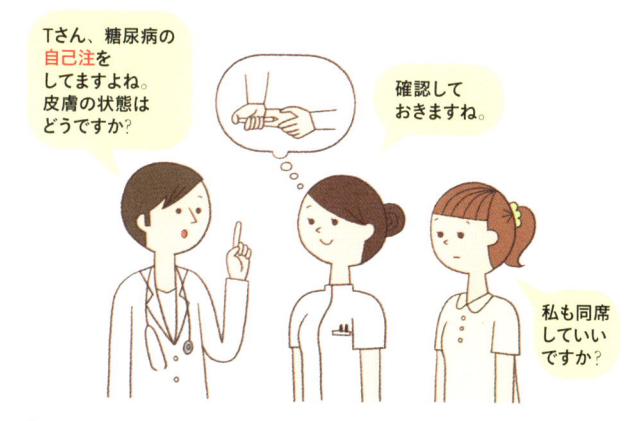

Tさん、糖尿病の**自己注**をしてますよね。皮膚の状態はどうですか?

確認しておきますね。

私も同席していいですか?

自己導尿

» 自然排尿できない人が自分でカテーテルを尿道に挿入して、尿を排出すること。
» 「セルフカテ」ともいう。

じこばっきょ

自己抜去

» ドレーンやチューブを自分で抜いてしまうこと。
» 苦痛のため自ら抜いてしまうほかに、寝返りなどで抜けてしまう場合もある。

scene 申し送りのときに

Nさん、チューブの自己抜去に注意してくださいね。

わかりました。気をつけて見るようにします。

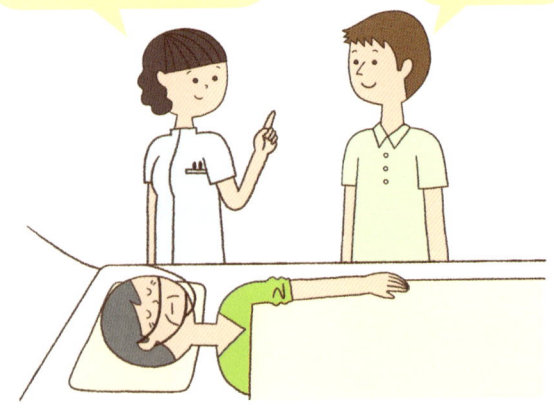

自助具

» 身体に障害のある人の日常生活を補助する道具。
» 食事しやすいホルダー付きスプーンやバネ式の箸などのほかに、更衣、家事、整容などの補助道具もある。

死前喘鳴 (しぜんぜんめい)

» 死が切迫した人に見られる、喉(のど)のあたりから、ゴロゴロという音がする状態。
» 衰弱し痰(たん)を切ることができないため、気道内の分泌物が増加し、その振動で音が鳴る。

弛張熱 (しちょうねつ)

» 高熱が続く熱型。
» 1日の体温が1度以上変動する高熱で、さらに低いときでも平熱にならない場合を指す。
» 敗血症、化膿(かのう)性疾患、ウイルス性感染症、悪性腫瘍などでみられる。

> 熱型には、ほかに、**稽留熱**(けいりゅう)(体温差が1度以下の高熱が長期間続く)や、**間欠熱**(かんけつ)などがあります。

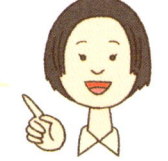

膝胸位 (しっきょうい)

» 四つん這いになり、顔と胸は床につけ、膝(ひざ)をついてお尻を高く上げる体位。
» 肛門や直腸、内性器の診察の際に用いる。

失禁 (しっきん)

インコンチネンス（➡p.28）

シックデイ（sick day）
» 糖尿病患者が、風邪や発熱などの体調不良が原因で、血糖コントロールを乱すこと。

失見当識
» 認知症や意識障害の症状のひとつ。
» 日時や曜日、自分のいる場所がわからなくなり、親しい人の顔や周囲との関係が理解できない状態。
» 「見当識障害」「ディスオリエンテーション」ともいう。

反対語 見当識（➡p.80）

失行
» 運動機能には問題がないのに、意図した動作がうまくできない状態。
» 高次脳機能障害のひとつ。

失語症
» 話す、聞く機能に問題がないのに、読み、書き、話すなどが困難になる状態。
» 高次脳機能障害のひとつ。
» 脳の損傷を受けた部位によって、症状が異なる。
» ウェルニッケ失語（感覚失語）、ブローカ失語（運動失語）など、いくつかの症状に分けられる。

関連語 ウェルニッケ失語症（➡p.32）、ブローカ失語症（➡p.180）

失神

» 一次的に意識を失うこと。
» 脳への血流が遮断されたため、酸素不足、ブドウ糖不足に陥り、一過性の意識消失発作を起こした状態。
» 脱水症や不整脈、心臓弁膜症によって起こる。
» 過度の興奮や出血によって起こることもある。
» 失神に陥ったら、脈拍、呼吸、血圧を注意する必要がある。

湿疹

» 皮膚の炎症。
» 赤くなったり、発疹や水疱ができたり、激しいかゆみをともなったりする。
» 高齢者は皮膚の乾燥から湿疹ができることが多いため、保湿に注意する。

失認

» 視覚や聴覚に問題がないのに、見聞きしたものを脳が認知できない状態。
» 高次脳機能障害のひとつ。

湿布

» 布を患部に当てて、炎症などを治療すること。
» 冷やして消炎・鎮痛を行う冷湿布と、温めて血行を促進する温湿布がある。

しのていぎ

死の定義

» 死と判断される徴候のこと。
» 日本では心停止、呼吸停止、瞳孔拡大という3徴候があれば、死と判断される。
» 臓器提供をする場合は、「臓器移植法」に基づき、脳死が死と定義される。

シバリング（shivering）

» ぞくぞくする不快な寒気。
» 体温を上げるために起こるふるえ。

scene 要介護者のようすを見て

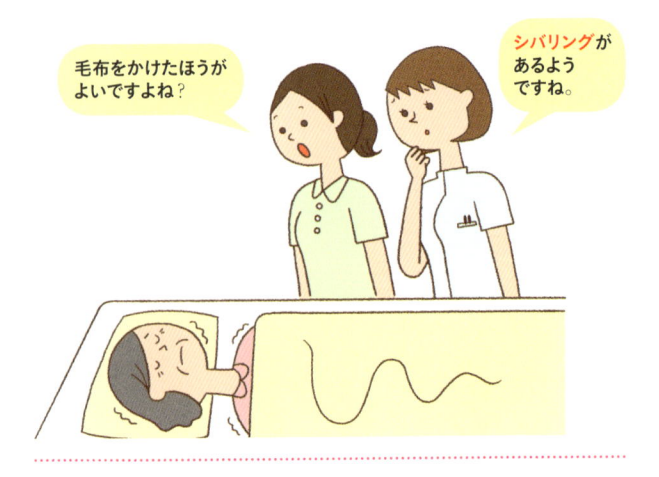

毛布をかけたほうがよいですよね？

シバリングがあるようですね。

嗜癖（しへき）

» アルコールや薬物などがやめられなくなった中毒症状。
» 「依存症」「アディクション」ともいう。

嗜眠（しみん）

» 昏睡（こんすい）の前段階。中程度の意識混濁（こんだく）の状態で、意識障害のひとつ。
» 放っておくと眠ってしまい、強い刺激を与えないと反応しない状態。

シムス位（い）（Sims position）

» 横向きにうつぶせになり、上側の足の膝（ひざ）を深く曲げて前に出し、下側の足は軽く曲げる姿勢。
» 「半腹臥位」ともいう。

シャント（shunt）

» 短絡（たんらく）。バイパス。
» 血液や液体が本来通るべき流路ではなく、人工的に造られた流路。また、その流路を通ること。
» 慢性腎不全の患者の血液透析のためのエーブイシャントなどがある。

収縮期血圧（しゅうしゅくきけつあつ）

➡ 最高血圧（さいこうけつあつ）（p.90）

シュード
（シュードモナスアエルギノーザ：ラ *Pseudomonas aeruginosa*）

➡ ピオ（p.171）

羞明

» 強い光を受けて、異常にまぶしく感じること。
» 白内障や網膜疾患、緑内障、視神経萎縮などによって起こることがある。

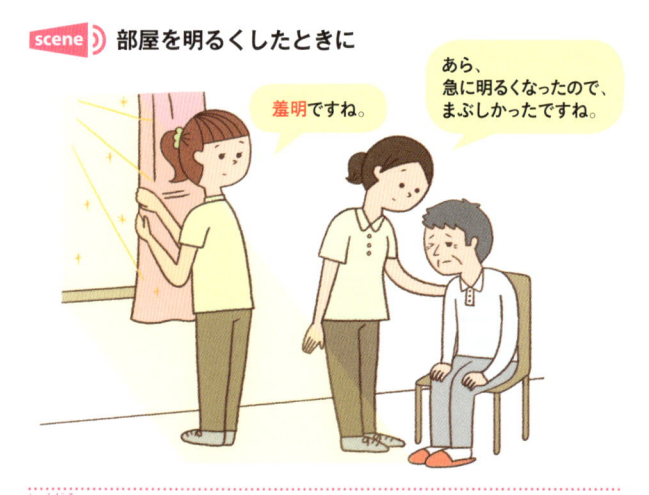

scene ▶ 部屋を明るくしたときに

羞明ですね。

あら、急に明るくなったので、まぶしかったですね。

縮瞳

➡ ピンホール（p.174）

腫脹(しゅちょう)

» 炎症、腫瘍、内出血、むくみなどが原因で、身体の組織や器官の一部が腫(は)れ上がっている状態。

手段的日常生活動作(しゅだんてきにちじょうせいかつどうさ)

➡ アイエーディーエル (p.7)

手浴(しゅよく)

» 手を湯に浸し洗う「部分浴」のこと。
» 座位を保てない場合は、身体の横に湯の入った容器を置き、横向きになって片手ずつ洗う。
» ぬるめの湯で手を温めたあと、石けんでマッサージするように洗い、新しい湯を注いで洗面器の中でよくすすぐ。
» 寝たきりの場合のケアとして重要。緊張をほぐすので、不眠の緩和にもなる。

腫瘤(しゅりゅう)

» 腫(は)れもの、こぶのこと。
» やわらかい組織や臓器の一部が腫れて、病的に硬くなった状態。

上気道(じょうきどう)

» 気道のうち、鼻から鼻腔(びくう)、咽頭(いんとう)、喉頭(こうとう)までの部分のこと。
» 上気道の感染症を「風邪」と呼ぶ。

じょうしそうぐ

上肢装具(じょうしそうぐ)

» 肩、腕(うで)、肘(ひじ)、手指など、上肢(じょうし)機能を補助するための装具。
» 可動域を広げるもの、筋力低下を補助するもの、部位を固定したり変形を矯正(きょうせい)したりするものなどがある。

関連語 補装具(ほそうぐ)(→p.188)

静注(じょうちゅう)〔静脈注射〕

» 静脈内に直接薬剤を注入するため、すみやかな効果が期待できる。

床頭台(しょうとうだい)

» ベッドの脇に置く台。
» 個人用のロッカー、テレビ台、食事用天板などを兼ねていることが多い。

睫毛(しょうもう)

» まつげ。

褥瘡(じょくそう)

→デクビ(p.149)

食介(しょっかい)〔食事介助〕

» ひとりで食事ができない人の援助を行うこと。

食止め

» 治療や検査のために、一定期間食事を摂らせないこと。
» 「延食」ともいう。

scene 申し送りのときに

Cさん、明日は検査で病院に行くので、朝は食止めにしてください。

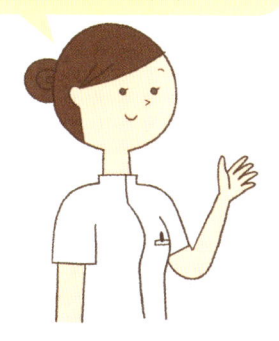

わかりました。

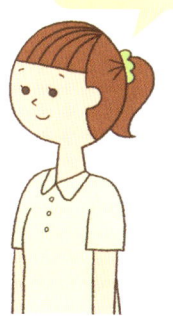

ショック (shock)

» 血圧が急激に低下し、血液循環不全となった重篤な状態。
» 大量出血、敗血症、心筋梗塞、重症不整脈などが原因で起こる。
» 心臓や脳などの臓器や細胞への血流が絶たれ、機能障害を起こす可能性がある。

じょみゃく

徐脈 (じょみゃく)
➡ ブラディ (p.178)

しろそこひ
➡ 白内障 (はくないしょう) (p.164)

心カテ (しん)
» 心臓カテーテル検査のこと。
» カテーテル(細い管)を手首、肘(ひじ)、鼠径部(そけい)などの末梢動・静脈血管から心臓まで挿入し、心臓内の圧や血液の酸素濃度を測定したり、造影剤を投入して狭窄(きょうさく)している場所などを調べたりする。

scene)) 申し送りのときに

Mさん、心カテで2～3日入院します。

そうですか。わかりました。

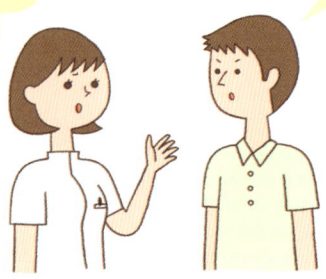

心悸亢進 (しんきこうしん)

» 心臓の鼓動が強く速くなること。
» 興奮や運動、心臓病などによって起こる。

scene 体調について話しているときに

胸がドキドキするんです。

心悸亢進かしら……。
胸の音を
聞かせてくださいね。

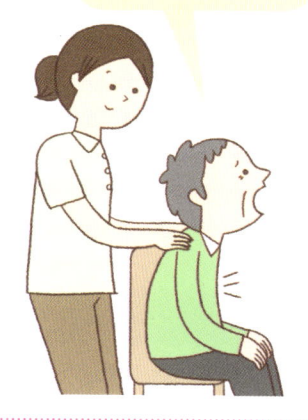

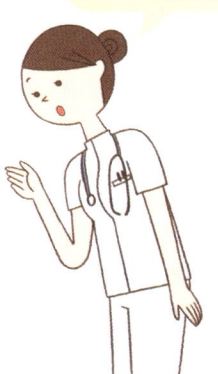

心原性 (しんげんせい)

» 心機能障害が原因であるということ。

侵襲 (しんしゅう)

» 治療や検査を目的として、身体や組織を傷つけること。

振戦(しんせん)

» 自分の意志とは関係なく身体がふるえること。初老の人にこの症状が見られた場合、まずパーキンソン病が疑われる。

scene ▶ 要介護者の状態について話しているときに

Kさん、手の振戦がひどいですね。

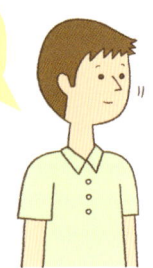

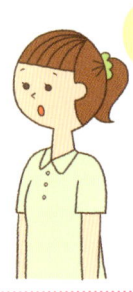

パーキンソンがあるからですね。

シンドローム (syndrome)

» 症候群。同時に起こる一群の症候のこと。
» 不特定、または複数の病因によって起こる。

心マ(しん)(心臓マッサージ)

» 心停止した人の救命措置。
» 自発呼吸がないことを確認したあと、左右の手のひらのつけ根を重ね、胸骨剣状突起のやや上を強く押す。
» 実際は心臓自体をマッサージしているわけではないので、「胸骨圧迫」ということもある。

す

随意運動

» 歩く、立ち上がるなど、本人の意志によって行われる運動。

反対語 不随意運動（➡p.177）

随時尿

» 「早朝尿」や「蓄尿」のように特定の時間に採取する尿に対し、随時採取する尿を指していう。
» 検診や一般外来で、尿検査のために採取する尿はこれにあたる。

関連語 蓄尿（➡p.140）

垂直感染

» 母子感染のこと。妊娠中の感染、経産道感染（出産時）、経母乳感染（出産後）がある。

水平感染

» 垂直感染（母子感染）に対し、それ以外の感染経路を指す言葉。空気感染、経口感染、接触感染、医療性感染、動物媒介感染などがある。
» 「水平伝播」ともいう。

スクイージング (squeezing)

» 痰を排出する介助のひとつ。
» 呼気に合わせて肺の空気を押し出すように、ゆっくりと胸郭を押す。

scene 痰排出の介助をしているときに

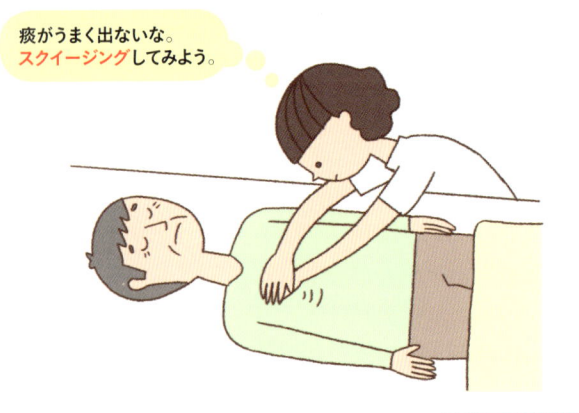

> 痰がうまく出ないな。
> **スクイージング**してみよう。

すくみ足

» 歩き出しの一歩目が踏み出せない状態。
» パーキンソン病の症状のひとつ。
» 足が動かず、上半身だけが前のめりになって倒れることがある。
» 転倒しやすいので、手すりなどの設置や、介助が必要。

スタンダードプリコーション （standard precaution）

» 米国疾病対策センター（CDC）で提唱された、感染防止のための標準予防対策。
» 感染している・していないにかかわらず、すべての人の血液、体液、喀痰、排泄物、膿などを、感染の危険性があるとみなして対応する。
» 具体的には手袋、マスク、ゴーグル、プラスチックエプロンの着用や、汚染された床のすみやかな清掃などによって防止する。

関連語 コンタクトプリコーション （➡p.87）

ステート （ステートスコープ：stethoscope）

» 聴診器。

ステる （ステルベン：独 Sterben）

» 死亡する。

ステント （stent）

» 金属やプラスチック型の網状チューブ。
» カテーテルによって体内に挿入し、血管など管状になった組織の狭窄や閉塞を防ぐ。
» 心臓ステント、気管ステントなどがある。
» 心筋梗塞、脳梗塞などでは、バルーンによって血管を拡張後、ステントを挿入することで再狭窄を防ぐ。

ストーマ

ストーマ (stoma)

» 排泄のために腹部に設けられた消化管排泄孔。
» 便や消化液排出のための「消化器ストーマ（人工肛門）」と、尿の排出のための「尿路ストーマ（人工膀胱）」がある。
» ストーマの管理については、ストーマ療法士やWOC認定看護師による指導が求められている。
» ギリシャ語で「口」の意味。

関連語 オストミー（→p.46）

ストレッチャー (stretcher)

» 担架。
» 要介護者を寝かせたまま移動させられる車輪付きの寝台。

ストローク (stroke)

①発作。
②脳卒中→アポ、アポる（p.18）

スパ (スパイナル：spinal)

» 脊椎。
» 脊椎麻酔を「スパ（spinal anesthesia）」ということもある

スパイロ (スパイロメーター：spirometer)

» 肺活量計。

スパスム、スパズム (spasm)

» 発作、麻痺。
» 不随意性の痙攣発作や筋肉の収縮などを指す。

スプーター (独 Sputum)

» 痰。
» 口腔や鼻腔、咽頭、気管、気管支などの粘膜から咳によって吐き出される。
» 「スプータム」ともいう。
» 略語は「SP」。

scene 痰で苦しそうな要介護者を見て

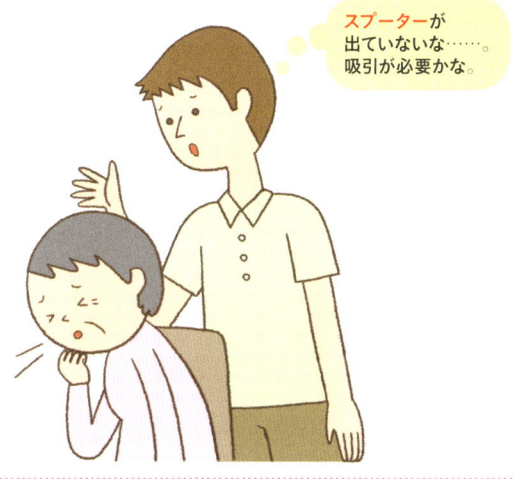

> スプーターが出ていないな……。吸引が必要かな。

スポンジバス（sponge bath）

» タオルの代わりにスポンジを使って行う清拭。

スリーエー（AAA：Abdominal aortic aneurysm）

» 腹部大動脈瘤（りゅう）。
» 動脈硬化や先天性疾患、外傷などにより、腹部大動脈壁が弱くなり、「こぶ」のように膨れる症状。
» 5cmを超えるこぶの場合は、手術によって人工血管を埋め込み、破裂や末梢動脈の血栓を防ぐ。
» 「トリプルエー」とも呼ばれる。

せ

清拭（せいしき）

» 入浴できない要介護者の身体をタオル等で拭いて、清潔を保つこと。
» 皮膚の老廃物を除き、血行を促すとともに、皮膚の異常をチェックする機会でもある。
» とくに、褥瘡（じょくそう）の有無を確認し、予防につなげることが大切。

生食ロック

» 点滴の際に、留置針から逆流した血液が凝固するのを防ぐために使われるヘパリン（抗凝固剤）の代わりに、生理食塩水のみを注入すること。
» 専用輸液器の使用と、逆流しない手技が必要となる。

scene) 要介護者に点滴をしている際に

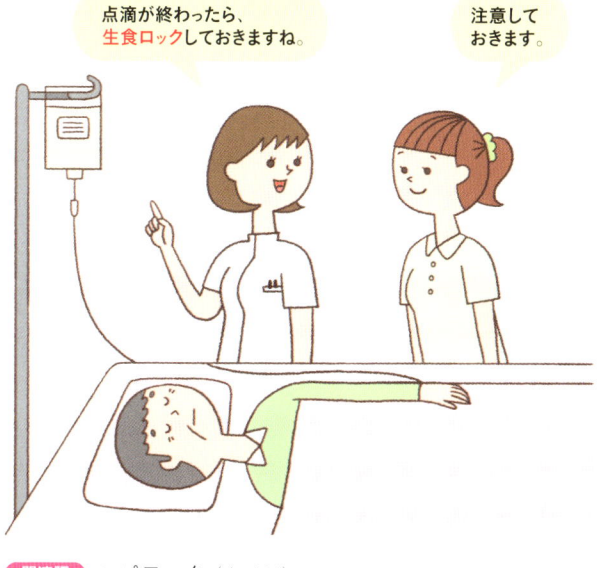

> 点滴が終わったら、生食ロックしておきますね。

> 注意しておきます。

関連語 ヘパロック（→p.184）

喘鳴(ぜいめい)

➡喘鳴(ぜんめい)(p.127)

癤(せつ)

» おでき。
» 黄色ブドウ球菌が主体となった化膿菌が毛根や毛穴の周辺に感染し、炎症を起こしたもの。

舌圧子(ぜつあつし)

» 口腔(こうくう)内を観察するために舌を押し下げる医療器具。

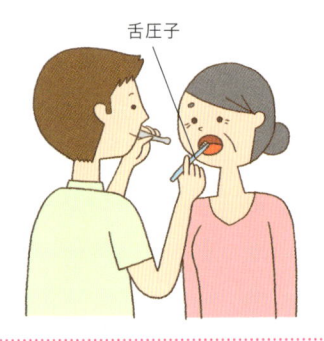

舌圧子

舌下錠(ぜっかじょう)

» 舌の上に置き、飲み込まずに唾液(だえき)で溶かして服用する錠剤。

舌根沈下(ぜっこんちんか)

» 舌の付け根が喉(のど)の奥に落ち込み、気道をふさぐこと。
» 意識レベルが低下した人など、舌の筋力が保てなくなることによって起こる。

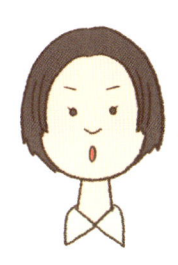

> 「舌根沈下なので、あごを上げて気道を確保してください!」というように使います。

鑷子(せっし)

» ピンセット。

セデーション (sedation)

» 鎮静。
» 鎮静剤を使って苦痛を和らげること。
» とくに終末期医療において行うが、死期を早めるおそれもあるため、実施には、本人とその家族の意志を考慮し、倫理的・法的・社会的な側面からの十分な検討を必要とする。

せぬき

背（せ）抜（ぬ）き

» 身体を動かせない人のベッド頭部を起こしたり倒したりするとき、背中の皮膚が引きつらないよう、身体を浮かせて体位を安定させること。
» 皮膚の引きつりは褥瘡（じょくそう）の原因となるため、それを防止するために背抜きを行う。

scene)) ベッドの頭部を起こしたときに

背抜きしなくちゃ……。

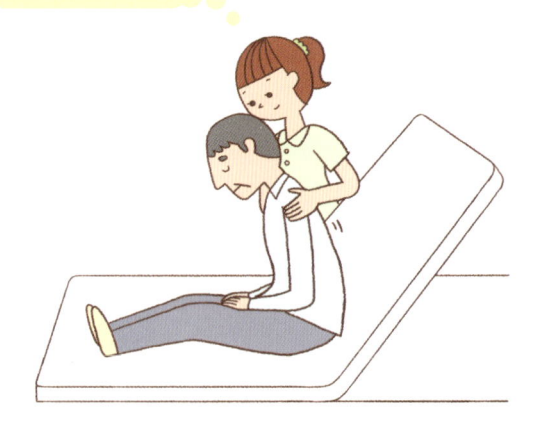

説明（せつめい）と同意（どうい）

➡インフォームドコンセント（p.29）

ゼネラル（general）
➡ 全麻（p.127）

セプシス、ゼプシス（sepsis）
» 敗血症。
» 敗血症を起こすことを「ゼプる」という。
» 敗血症の合併症として起こる意識障害やショック症状のことを「セプシスショック（sepsis shock）」という。

scene ケアの方法を相談しているときに

傷口から菌が入ると、**ゼプる**ので注意してください。

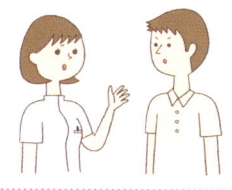

体温の変化に注意しますね。

セルフカテ
➡ 自己導尿（p.101）

穿孔
» 臓器などの人体器官に穴があくこと。
» 疾病や外傷などによって起こる。

穿刺
➡ プンク（p.181）

ぜんじんてきケア

全人的ケア(ぜんじんてき)

» ホスピスケアの理念のひとつ。
» 身体的なケアだけでなく、精神的側面、社会的側面などその人のさまざまな面に目を向けて総合的にケアをすること。
» 「トータルケア」ともいう。

尖足(せんそく)

» 足首の関節が伸びきった状態に変形した足。
» 寝たきりの状態が長く続くと起こる変形で、立ったり歩いたりすることが困難になる。

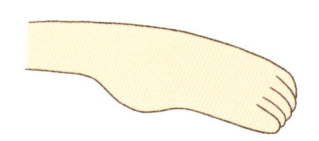

善玉コレステロール(ぜんだま)

» HDL(エイチディーエル)(high density lipoprotein)コレステロールのこと。
» 余分なコレステロールを肝臓へ戻す働きがある。
» 体内で腐敗物質などを作りだすコレステロールを抑制する働きがある。

反対語 悪玉(あくだま)コレステロール(➡p.11)

洗腸排便法 (せんちょうはいべんほう)

» ストーマの便の管理法のひとつ。ストーマから腸内にぬるま湯を入れ、強制的に排便させる方法。
» 1〜2日に一度行うと、それ以外のときにはストーマから便が出てこないが、すべての人に適応するわけではない。
» 医師の指導と許可を受けた人が行う。

疝痛 (せんつう)

» 腹部の激しい疼痛(とうつう)。
» 腹部の平滑筋(へいかつきん)が摩擦して起こる。
» 間欠的、周期的で発作性に痛む。
» 腸閉塞(ちょうへいそく)や胆石、過食などが原因で起こる。

全麻 (ぜんま)(全身麻酔)

» 中枢神経に薬物を作用させ、麻酔、鎮静、筋弛緩(しかん)の各作用を全身に発現させる。
» 吸入麻酔、静脈内麻酔薬、筋弛緩(しかん)薬の3種類がある。
» 「ゼネラル」ともいう。

反対語 局麻(きょくま)(→p.67)

喘鳴 (ぜんめい)

» 気道に詰まった異物や腫(は)れなどにより気道が狭くなり、呼吸するときに「ヒュー」「ゼー」などの音がすること。
» 「ぜいめい」「ヒュー音」ともいう。

増悪(ぞうあく)

» 症状などが悪化すること。

scene ▶ **申し送りのときに**

Hさんのようすはどうですか？

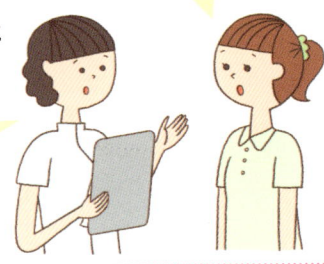

呼吸困難が増悪しています。

挿管(そうかん)

» 体腔内にチューブを挿入すること。
» 気道の確保のために、経口、または経鼻で挿入する。
» 気管を切開して気管チューブを挿入する「気管内挿管」を指す場合が多い。

掻痒(そうよう)

» かゆみのこと。またはかゆいところをかくこと。
» 掻痒感は皮脂の分泌低下や皮膚の病気で発生するほか、内臓疾患、代謝性疾患など、皮膚とは別の要因で起こることもある。

側臥位（そくがい）

» 横向きに寝る姿勢。
» 臥位のひとつ。

関連語 体位（たい い）（➡p.131〜133）

続発生（ぞくはっせい）

» ある疾患が原因となって、関連して発生する疾患や症状。
» 「二次性」ともいう。

反対語 原発性（げんぱつせい）（➡p.80）

足浴（そくよく）

» 足を湯に浸して洗う「部分浴」のこと。
» 全身浴と比べ、心臓への負担や体力の消耗が少ないというメリットがあり、リラックスや安眠を促す効果も期待できる。

側管（そっかん）

» 点滴ラインの薬剤の注入方法。三方活栓などの中間の合流部から、別の薬品を注入する。
» 新たな点滴ラインを確保できないときに行う。

ソルトフリー（salt-free）

» 塩分抜きのこと。
» 「塩分フリー」ともいう。

ゾロやく

ゾロ薬
➡ジェネリック医薬品（p.99）

ゾンデ（独 Sonde）
» 探針。消息子。
» 先が丸い細い棒状の器具で、食道、尿道など細い管腔に挿入し、異物の探知や薬剤の塗布などに用いる。
» 「プローブ（probe）」ともいう。

た

ターゲス（独 Tages）
» 血糖値の日内変動検査。
» 食事の前後と就寝前に測定する。
» 「Tag」は1日の意味。

タール便
» 内臓出血などにより血液の混ざった便。タールのように黒色で粘性がある。
» 食道、胃、十二指腸の出血などが原因で起こる。
» 下血の一種。
関連語 下血（➡p.78）

体位

» 身体の位置、姿勢。
» 身体が不自由な要介護者の着衣交換や褥瘡予防などのために、体位交換が必要となる。

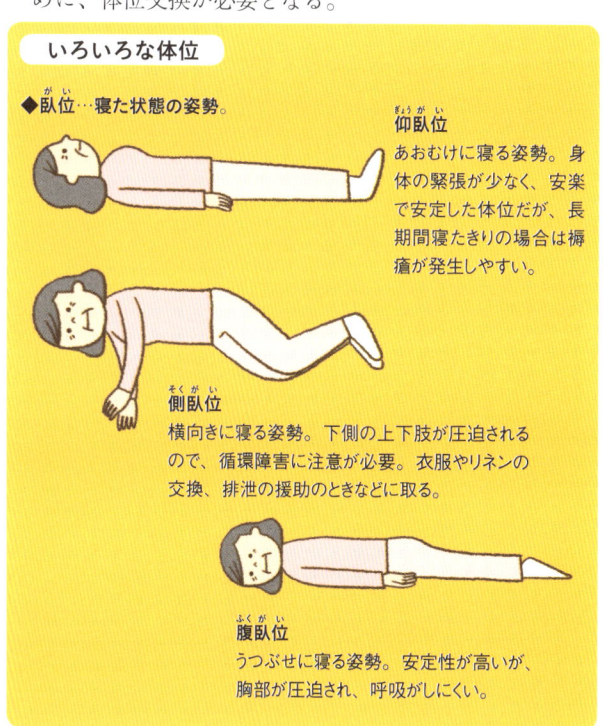

いろいろな体位

◆臥位…寝た状態の姿勢。

仰臥位
あおむけに寝る姿勢。身体の緊張が少なく、安楽で安定した体位だが、長期間寝たきりの場合は褥瘡が発生しやすい。

側臥位
横向きに寝る姿勢。下側の上下肢が圧迫されるので、循環障害に注意が必要。衣服やリネンの交換、排泄の援助のときなどに取る。

腹臥位
うつぶせに寝る姿勢。安定性が高いが、胸部が圧迫され、呼吸がしにくい。

◆座位…上半身を起こし、座った状態の姿勢。
臥位と比べ、胸郭が拡がり横隔膜が下がるため、呼吸がしやすい。

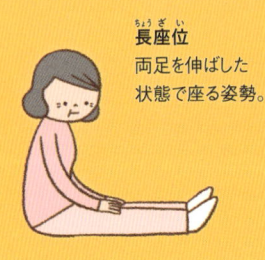

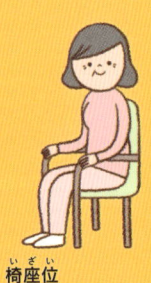

長座位
両足を伸ばした状態で座る姿勢。

椅座位
椅子に座った姿勢。

端座位
ベッドの端に足をおろして座る姿勢。

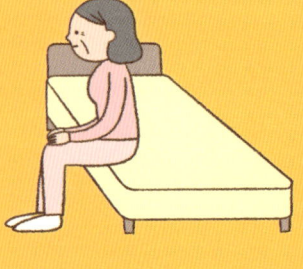

起座位
ベッドの上で上半身を起こし、机に伏せる姿勢。

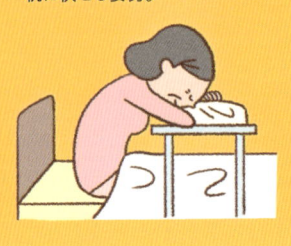

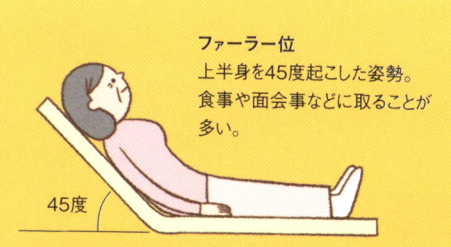

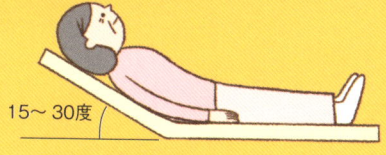

ファーラー位
上半身を45度起こした姿勢。食事や面会事などに取ることが多い。

45度

セミファーラー位
上半身をファーラー位よりも浅く、15〜30度起こした姿勢。

15〜30度

◆立位…
まっすぐに立った姿勢。重心が高く不安定で、多くの筋肉が緊張するため疲れやすい。

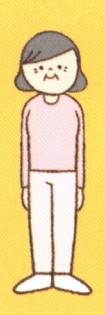

たいかんそうぐ

体幹装具（たいかんそうぐ）

» 体幹（胴体）のずれや歪（ゆが）みの矯正、体重の支持、脊柱（せきちゅう）の固定などを目的として装着する装具。
» 胸椎や腰椎を固定するコルセットなどがある。

帯下（たいげ）

» 女性器から出てくる分泌物。おりもの。
» 血液以外の分泌物を指す。
» 生理的帯下と病的帯下がある。

体交（たいこう）（体位交換）

» 自力で寝返りを打てない人の身体の位置を変えること。
» 褥瘡（じょくそう）の予防や圧迫痛の軽減、また背部のうっ血による肺炎の予防などに効果がある。
» 正しくは体位「変換」だが、「体交」が広く用いられる。
» 「ポジショニング」ともいう。

scene 申し送りのときに

Aさん、褥瘡になりやすいので、体交時間に気をつけてください。

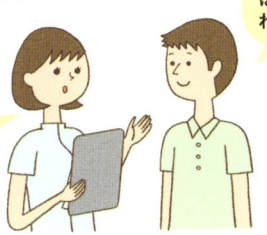

はい、わかりました。

タキる（タキカルディア：tachycardia）

» 頻脈のこと。脈拍数が毎分100回を超える状態。
» 脈拍数が正常より多い場合も使う。
» 病的な頻脈を「頻拍」という場合がある。
» 「タキる」「タヒる」ともいう。
» 頻脈になっている状態を「タキっている」という。

scene 脈をはかっているときに

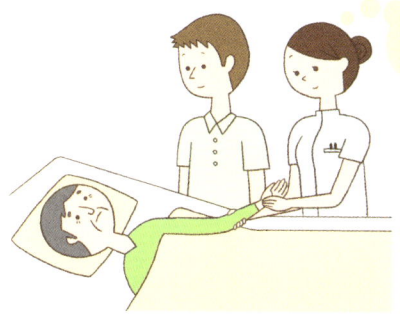

脈が**タキ**っているわ……。

関連語 アリスミア（→p.19）、ブラディ（→p.178）

タッピング（tapping）

» 排痰法のひとつ。指先をそろえ、おわん形にくぼませた手のひらで胸を軽く叩く。
» 心身の緊張をほぐしたり、不安や痛みを軽減する効果があるとされる。

たてんづえ

多点杖

» 杖の種類のひとつで、先端が3〜5脚に分かれている。
» 歩行器は必要ないが、脚が1本の杖では不安な場合に使う。
» 平地以外での使用はむずかしい。
» 「多脚型杖」ともいう。

関連語　杖（➡p.142）

他動運動

» 自力で動かせない、あるいは動かしにくい関節や筋肉を、他者の力で動かすこと。
» 機能維持、機能低下防止のために行われる。
» 関節可動域訓練のひとつ。

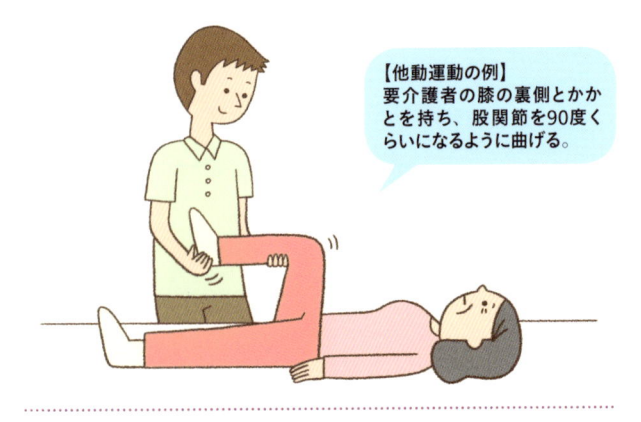

【他動運動の例】
要介護者の膝の裏側とかかとを持ち、股関節を90度くらいになるように曲げる。

タブ（タブレット：tablet）

» 錠剤、固形の製剤。
» 略語は「Tab」。

> 錠剤を服用する場合に、看護記録に「1Tab」「½Tab」と記します。

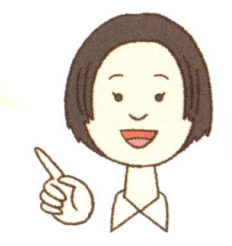

関連語 チュアブル錠（➡p.140）

ダブルチェック（double check）

» 投薬や処置などを行う際に必ず2人で確認すること。あるいは2度確認すること。

痰吸引

» 気道や気管に詰まった痰を、吸引器具などで吸い出すこと。自力で痰を出せない人に行う。
» 痰吸引は医療行為であるが、平成24（2012）年度より、研修を受けた介護職員などが、一定の条件下（医療や看護との連携による安全確保が図られていることなど）で、実施できることになった。

ち

チアノーゼ（独 Zyanose）

» 血中の酸素欠乏などによって、くちびるなどの粘膜や皮膚が暗紫色になること。
» 心臓疾患や呼吸障害、血液疾患が原因で起こる。
» 英語では「サイアノーシス（cyanosis）」。

scene 要介護者のようすを見て

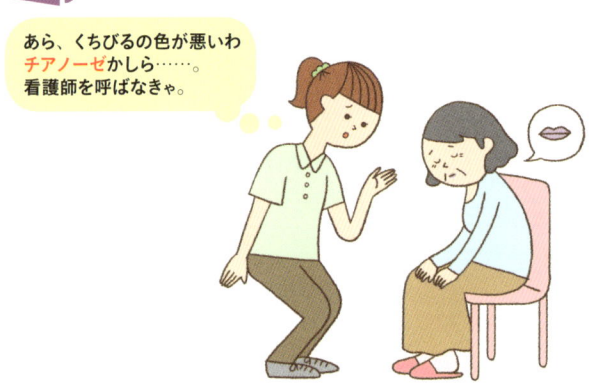

> あら、くちびるの色が悪いわ
> チアノーゼかしら……。
> 看護師を呼ばなきゃ。

チーフコンプレイント（chief complaint）

» 主訴（しゅそ）。
» 患者がもっとも強く感じている自覚症状（痛みや異常）。

チェーンストークス呼吸 (Cheyne-Stokes respiration)

» 異常呼吸の一種。無呼吸と浅い呼吸、深い呼吸を周期的に繰り返す状態。
» 脳出血、心疾患、重度の腎疾患などでみられる。
» 一般的に重篤な状態のサインとされる。

呼吸リズムの異常

呼吸をよく観察し、変動や異常を知ることによって、症状や病気の状態がわかる。

チェーンストークス呼吸	無呼吸と浅い呼吸、深く速い呼吸が交互に現れる。	
ビオー呼吸	無呼吸と不規則な呼吸が交互に現れる。	
クスマウル呼吸	異常に深く遅い呼吸が連続する。	

蓄尿(ちくにょう)

» 検査などのために、尿を24時間溜めておくこと。
» 尿中の成分検査や、尿量を測定するために行う。

関連語 随時尿(ずいじにょう)(→p.115)

着衣失行(ちゃくいしっこう)

» 運動・神経機能には問題がないのに、服を脱いだり着たりすることができなくなる。
» 右半球頭頂葉の障害などにより、衣服と自分自身の身体の空間把握ができなくなるために起こると考えられている。

scene ケアの方法を相談しているときに

Mさん、そでに足を通そうとするなど、着衣失行が見られますね。

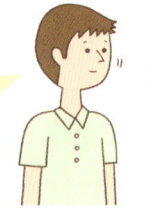

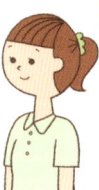

できるだけ声をかけるようにしましょう。

チュアブル錠(じょう)(chewable)

» 歯で噛んだり、口の中で溶かしたりして飲む薬のこと。水なしで飲める。
» 「咀嚼錠(そしゃくじょう)」ともいう。

関連語 タブ(→p.137)

中心静脈栄養法

→ アイブイエイチ (p.9)

長座位

» 上体を起こし、両足を前に伸ばして座った姿勢。

関連語 体位 (→p.131~133)

チョークス (chokes)

①窒息のこと。「チョーク」ともいう。「チョークサイン」と呼ばれる右の図のように首をかきむしるような動作が現れていたら、急いで異物の除去をする。
②高山病、潜函病などの症状。急激な気圧低下によって起こる減圧症の重症のもので、胸痛、チアノーゼ、呼吸困難などの症状がある。

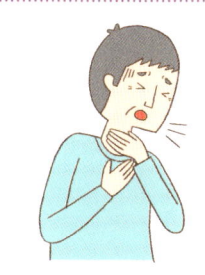

陳旧性

①治癒している古い病巣。気づかなかった以前の疾病の痕。
②急性や亜急性より長い時間が経過した状態。慢性期。

杖

» 加齢により下肢機能が低下した人や、障害をもつ人の歩行を助ける補助用具。T字型杖、多脚型杖など、いろいろなタイプがある。

いろいろな杖

腕の力はどれくらいあるか、など使用する人の状態に合わせて選ぶとよい。

T字型杖
もっともよく使われている、脚が1本の杖。伸縮タイプや折りたたみタイプなどもあり、手軽に利用できる。

多点杖
脚が3〜5本に分かれていて、安定性が高い。ただし、段差や凹凸の多いところでは不安定になるので、基本的には室内で使う。

カフ

ロフストランドクラッチ
（前腕固定型杖）
握りとその上部にある前腕カフで腕を固定できる。腕や手の力が弱い人に向いている。

プラットホームクラッチ
（リウマチ杖）
杖の上の横木に、直角に曲げた肘を乗せて使う。手首が伸ばせないなど障害がある人でも、肘で身体を支えることができる。

対麻痺(ついまひ)

» 両下肢(か し)の麻痺のこと。
» 脊髄(せきずい)損傷によるものが多いが、脳性・末梢性の障害により起こる場合もある。
» 左右対称に運動麻痺が起こる状態を指すこともある。
» 「パラ」ともいう。

ツッカー (独 Zucker)

» 糖質。ブドウ糖液。
» 5％、20％、50％などさまざまな濃度のものがあり、たとえば5％であれば「5プロツッカー」という。

て

ディアベ (ダイアビーティスメライタス：diabetes mellitus)

» 糖尿病。
» インスリンの分泌が弱まり、糖をうまく利用できなくなる病気。
» 若年層に多いインスリン欠乏によるⅠ型と、生活習慣病がおもな原因とされるⅡ型がある。
» 略称は「DM」。

ディアレ

ディアレ (ディアルロー：独 Diarrhöa)

» 下痢。
» 下痢をしていることを「ディアレっている」という。

scene))) 申し送りのときに

> Aさん、だいぶ体調が回復して、もうディアレっていませんね。

> そうですか。よかった。もうふつうの食事が食べられますね。

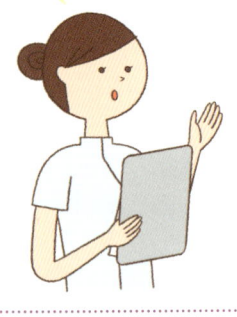

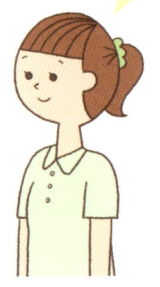

ディーエム (DM：diabetes mellitus)

➡ディアベ (p.143)

ディーシー (DC：defibrillation)

» 除細動。不規則になった心臓の動きを正常に戻すこと。
» カウンターショックや薬剤投与による方法がある。
» 「デフ」ともいう。

T字型杖(ティーじがたつえ)

» 現在もっとも普及している歩行用の杖。全体の形から「T字型」と呼ばれる。

関連語 杖 (➡p.142)

ディーバッグ (D bag)

» 持続的胸腔(きょうくう)ドレナージ用吸引バッグのこと。
» おもに低圧持続吸引器に装着して使用する。

ティーピーエー (t-PA)

» 血栓溶解薬。
» 脳梗塞(こうそく)や心筋梗塞に使われる。

低栄養(ていえいよう)

» 栄養が不足している状態のこと。
» 歯の欠損、嚥下(えんげ)能力の低下、消化・吸収機能の低下により起こりやすい。
» 高齢者は、タンパク質とエネルギーが低栄養の状態に陥りやすい。

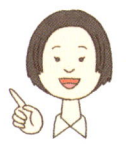

> 「低栄養なので、栄養士さんと連携を図るようにしましょう」のように使います。

ディスチャージ (discharge)

➡ エント (p.43)

ディスポ (ディスポーザブル：disposable)

» 使い捨ての器具や用具を指す。
» 感染予防のために使用される。
» 注射器、注射針、手袋、マスク、カテーテルなどがある。
» 「シングルユース (single use)」ともいう。

scene ケアの方法を相談しているときに

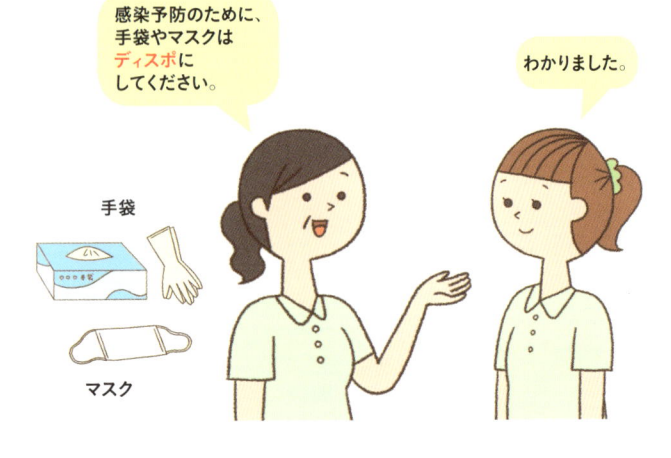

感染予防のために、手袋やマスクは**ディスポ**にしてください。

わかりました。

手袋

マスク

ディメンシア（dementia、独 Demenz）

» 認知症。
» 脳の細胞の壊死や変性により、一度得た知能がだんだん低下し、知的活動や日常生活に支障をきたす状態。
» 記憶障害や判断力の低下、言語障害などがみられる。
» アルツハイマー病、脳血管障害の2つが大きな原因だったが、レビー小体病による認知症も増えている。
» 「ディメンチア」「ディメンツ」ともいう。

scene) 要介護者の症状を報告するときに

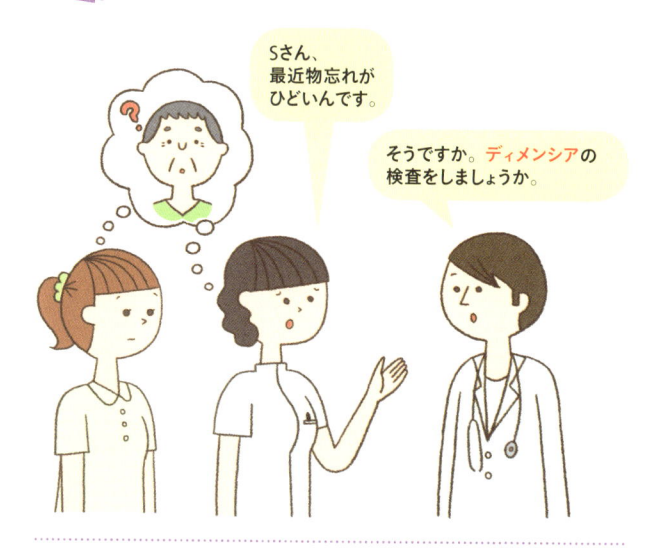

Sさん、最近物忘れがひどいんです。

そうですか。ディメンシアの検査をしましょうか。

剃毛(ていもう)

» 毛を剃ること。
» 手術部位の清潔や手術後の感染予防のために、手術部位の体毛を除去する。

デキスターチェック

» 血糖値測定。
» 血中のブドウ糖濃度を測ること。
» ブドウ糖＝デキストロース(dextrose)に由来する。
» 「BSチェック」ともいう。

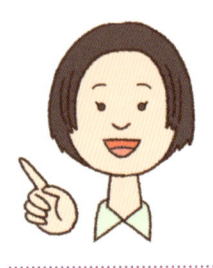

「糖尿病の疑いがあるので、**デキスターチェック**をしましょう」などといいます。

摘便(てきべん)

» 肛門から手指を挿入し、直腸内の便を取り除くこと。
» 浣腸(かんちょう)をしても排便できないときなどに行われる。
» 医療行為のひとつ。

デクビ (デクビタス:decubitus)

» 褥瘡。床ずれのこと。
» 身体の一部が長時間圧迫されることにより、循環障害を起こし、壊死した状態。
» 栄養状態が悪く寝たきりの高齢者にできやすい。
» 褥瘡ができることを「デクる」という。

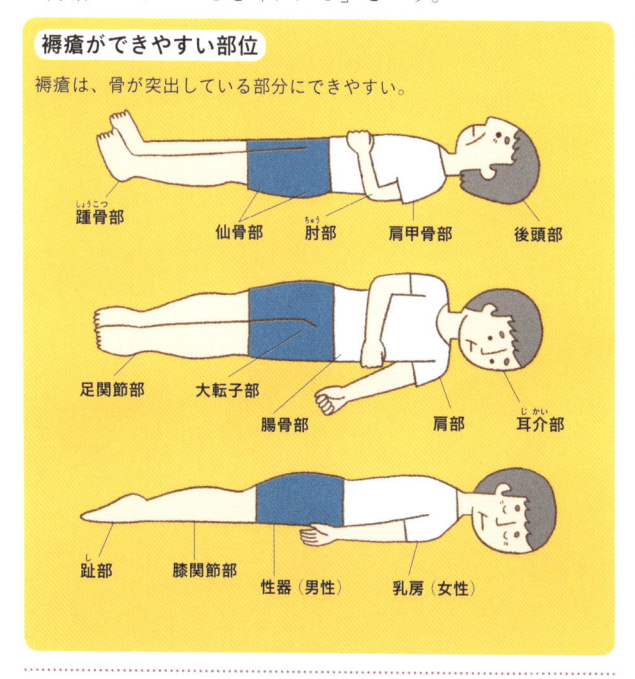

褥瘡ができやすい部位

褥瘡は、骨が突出している部分にできやすい。

- 踵骨部
- 仙骨部
- 肘部
- 肩甲骨部
- 後頭部
- 足関節部
- 大転子部
- 腸骨部
- 肩部
- 耳介部
- 趾部
- 膝関節部
- 性器（男性）
- 乳房（女性）

デコる

» 不全の状態になること。
» とくに心不全、腎不全になることを指す。
» 「代償不全 (decompensation)」に由来する。

デハイド (デハイドレーション：dehydration)

» 脱水症。体内の水分や体液が不足した状態。
» 多汗や多尿、重度の下痢などが原因で起こる。
» 高齢者の場合、下痢や利尿剤の投与などが原因の「水欠乏型」が多い。

scene ミーティングのときに

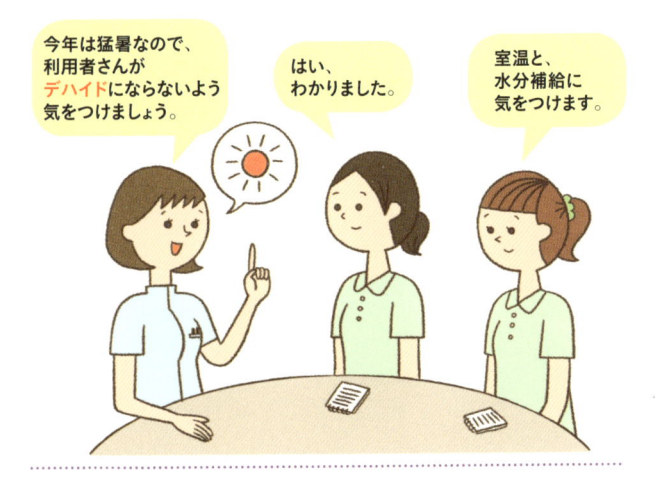

今年は猛暑なので、利用者さんが**デハイド**にならないよう気をつけましょう。

はい、わかりました。

室温と、水分補給に気をつけます。

デブリ、デブる （デブリードマン：debridement）

» 傷から異物や壊死した組織を取り除くこと。

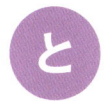

と

盗汗（とうかん）

» 寝汗のこと。

scene 介護記録を見ながら

> 盗汗……。
> 昨日の夜は、寝汗がひどかったのね。
> シーツ交換をしなくちゃ。

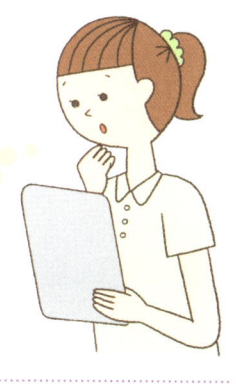

動悸（どうき）

» 心拍数が急に増加すること。あるいは、心拍動を自覚する状態。
» 運動後や精神の高揚などから起こる場合と、心疾患などからくる病的なものがある。

透析療法 (とうせきりょうほう)

» 人工透析。人工的に血中の老廃物を取り除き、血液を浄化する。
» 慢性腎不全患者に対する治療で、腎臓の機能を人工的に代替する。
» 血液透析や腹膜透析などがある。

関連語 連続携行式腹膜透析 (れんぞくけいこうしきふくまくとうせき) (➡p.204)

導尿 (どうにょう)

» 尿道口から膀胱(ぼうこう)にカテーテルを挿入して、尿を排出させる方法。
» 尿検査のため、あるいは尿失禁の病態把握や尿路感染症の診断のために行われる。

吐血 (とけつ)

» 食道や胃・十二指腸などの消化器系からの出血を、口から吐くこと。
» 胃潰瘍(かいよう)や十二指腸潰瘍によるものが多い。
» 呼吸器系からの出血(喀血)と混同しないように、よく調べる必要がある。

関連語 喀血(かっけつ) (➡p.53)

吐瀉 (としゃ)

» 嘔吐と下痢。

努責(どせき)

» 排便や分娩(ぶんべん)の際に腹に力を入れていきむこと。
» 急激な血圧の上昇をまねくなど、身体への負担が大きいため、努責を避けるよう便秘予防を心がける必要がある。
» 「怒責」とも書く。

怒張(どちょう)

» 血管が腫(は)れて膨(ふく)れ上がること。
» 血液の流れが、なんらかの原因で遮断(しゃだん)されて起こる。

トラキオ (トラキオトミー:tracheotomy)

» 気管切開のこと。
» 呼吸困難などを改善するために気管を切開し、気管カニューレなどを挿入する。

scene)) 要介護者のようすを見て

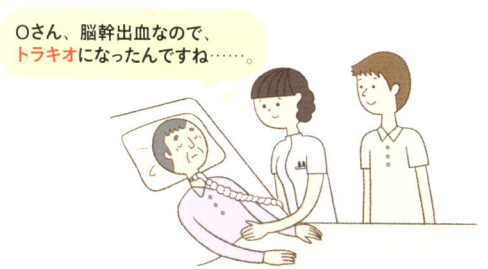

> ○さん、脳幹出血なので、
> **トラキオ**になったんですね……。

関連語 気管カニューレ (➔p.60)

トランス

トランス（trance）
» 催眠状態やヒステリーによる忘我状態など、意識が平常ではなくなった状態。
» 受動的になり自発的な意志行動が減退する。

トランス（トランスファー：transfer）
①移動のこと。ベッド、車いす、便座などへの移乗動作を指す。
②施設間移動。転院。

scene)) **要介護者の移乗をする際に**

Gさんの車椅子への**トランス**は、スタッフふたりで行いましょう。

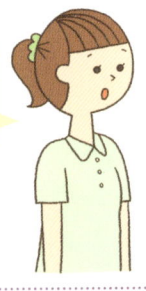

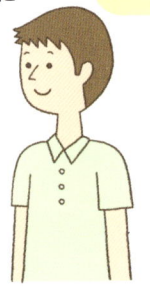

わかりました

トリアージ（仏 triage）
» 患者の重症度から、緊急性に応じて順列をつけること。
» 災害時の医療現場などで行われ、処置・搬送・治療の優先順位をつけることで、人的・物質的資源が不足している状況での、最大の医療効果をねらう。

トリガーポイント（trigger point）

①圧痛点。内臓の病気や神経痛などで痛みを強く感じる点。
②人工呼吸器で、自発呼吸を感知した時点。自発呼吸が出てきた目安になる。

トリプルエー（AAA：Abdominal aortic aneurysm）

➡スリーエー（p.120）

ドレッシング（dressing）

①皮膚を保護するために巻いたり覆ったりするもの。ガーゼ、ポリウレタンフィルムなどさまざまな素材があり、傷の深さや浸出液の量などによって使い分けられる。
②更衣動作。「ドレッシングエイド」とは、衣服の着脱動作に用いられる自助具のことで、先端のフックを使って手の届かない部分の着脱動作を補助する。

scene》要介護者のようすを見て

Oさん、褥瘡部分から浸出液がたくさん出ています。

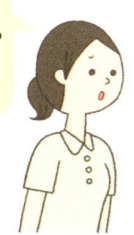

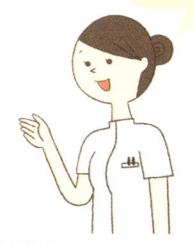

わかりました。ドレッシングをかえておきますね。

ドレナージ

ドレナージ (drainage)

» ドレーン、チューブ、カテーテルなどを使い、血液や体液、浸出液などを体外へ排出すること。

> 医療現場では、「排出する」動作全般を「ドレナージする」「ドレナージを行う」と言います。

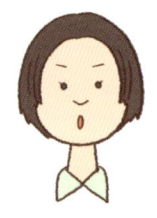

頓服(とんぷく)

» 薬を定期的に飲むのではなく、症状が出たときのみに服用すること。またはその薬。
» 解熱薬や鎮痛薬のように、突発的な症状を抑えるために使う。
» 「頓用薬」「不穏時薬(ふおん)」ともいう。

トンボ針(しん)

» 点滴や採血などに使用する羽のついた針。
» 刺すときに持つ部分が翼の形に似ている。
» 「翼状針(よくじょうしん)」ともいう。

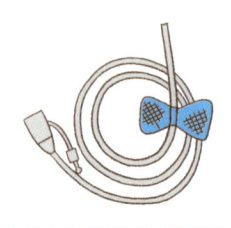

な

ナート(独 Naht)
» 縫合。傷口を縫い合わせること。

scene) 転んでけがをしている要介護者を見て

Tさん、大丈夫ですか！

ナートが必要ですね。医師に連絡しましょう。

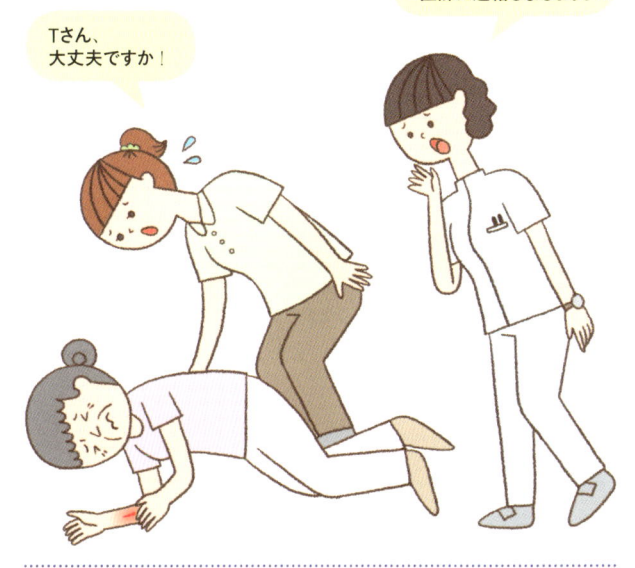

ナトカリ、ナトカリ比

» 血中のナトリウムとカリウムの比率。または、ナトリウム濃度、カリウム濃度のこと。
» 異常値の場合、偏食による栄養の偏り、または脱水症、腎不全などの病気が疑われる。

に

日内変動(にちないへんどう)

» 生物の機能が24時間周期で変化すること。体温・心拍数・血圧等の値や、覚醒と睡眠のリズムもこの周期で変動するとされている。
»「サーカディアンリズム」ともいう。

尿意(にょうい)

» 排尿したいという感覚。膀胱に尿が溜まると膀胱内圧が高まり、それが神経を刺激して尿意を感じる。
» 高齢者の場合は、尿意を感じるのが遅くなることで、尿失禁につながることがある。

尿路ストーマ(にょうろストーマ)

➡ ウロストミー（p.34）

ネクる (ネクローシス:necrosis)

» 壊死。身体の一部分の組織や細胞が死ぬこと。
» 熱傷、毒物、感染症や血流障害などにより血流が減少し、酸素や栄養素が届かないために起こる。
» 「ネクロ」「ネクロる」ともいう。

ネグレクト (neglect)

» 怠慢、無視、放置。
» 虐待の一種。児童や高齢者、障害者に食事や医療などを提供しないこと。

ネブ (ネブライザー:nebulizer)

» 吸入器、噴霧器。または吸入療法。
» 霧状の薬剤や水を口や鼻から吸い込み、気道に直接送り込む。
» 呼吸器系疾患の人が用いるほか、咽頭や喉頭などの感染症、炎症の治療や加湿に用いられる。

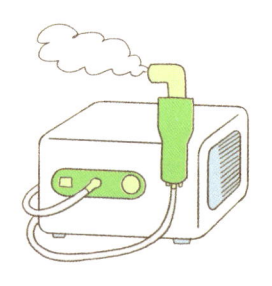

関連語 ウルネブ (➡p.33)

膿盆（のうぼん）

» そら豆型のトレイ。
» 処置の際に出た吐物（とぶつ）や膿汁（のうじゅう）、ガーゼなどを受ける。
» ステンレス製、紙製のディスポタイプなどがある。

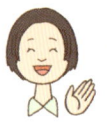

> 看護の現場では「膿盆」、同じようなもので介護の現場では「ガーグルベースン」が使われています。

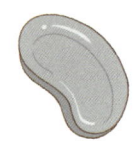

ノーシーピーアール
（ノー CPR：no cardiopulmonary resuscitation）

» 延命措置を行わないこと。
» 「CPR」とは心肺蘇生のこと。

ノロウイルス（Norovirus）

» 食中毒や感染性胃腸炎を引き起こすウイルスのひとつ。
» 発症は冬に多く、吐き気、嘔吐（おうと）、腹痛、下痢などの症状がみられる。
» 感染者の糞便（ふんべん）や嘔吐物などによって感染する。
» 症状は通常1、2日でおさまるが、2次感染に注意が必要。
» 乳幼児や高齢者の集まる施設で集団発生しやすい。

ノンコンプライアンス（noncompliance）

» 不履行、不服従。
» 薬の摂取量を守らない、食事療法を守らないなど、治療方針に沿った指示に従わないこと。または指示に添った行動をとれないこと。

反対語 コンプライアンス（➡p.89）

は

ハーベー（Hb）

» ヘモグロビン。血色素のこと。
» 赤血球中に含まれる鉄タンパク複合体で、全身に酸素を運ぶ役目がある。

scene 》 申し送りのときに

Bさん、ハーベーが低いので、鉄剤を飲んでもらうことにしました。

わかりました。では、便の色が黒くなりますね。

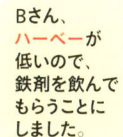

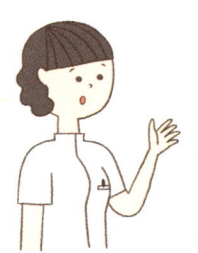

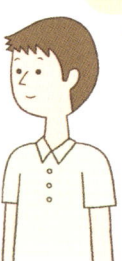

バイオプシー（biopsy）

» 病理生検のこと。
» 病気を診断するために、生体から組織の一部をメスや針などで採取し、顕微鏡で調べること。

徘徊(はいかい)

» 意識障害の一種で、あてもなく歩き回ること。
» 認知症高齢者によく見られる行動。
» 意識障害、心因性、精神病性によるものなどがある。

バイタル（バイタルサイン：vital sign）

» 生命徴候。
» 「バイタルサイン」とは通常、「呼吸」「脈拍」「体温」「血圧」の4つを指し、これに「意識」を含める場合もある。
» 広義には、精神状態、食欲、排泄、睡眠などの情報も含まれる。
» 略語は「VS」。

バイトブロック（bite block）

» 気管に挿入したチューブを噛(か)まないように口腔内に入れる器具。

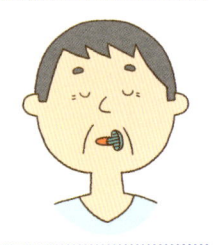

排尿障害

» 尿失禁、尿が出にくい、残尿感、排尿痛、頻尿など、排尿に関連する症状をまとめた呼び方。
» 排尿障害のうち、尿意があるのにいきまなくては排尿できない症状を「排尿困難」という。

ハイパー（hyper-）

①「高い、過剰な」という意味の接頭辞。高血圧（hypertension）、高血糖（hyperglycemia）などで使われる。
②高カロリー輸液のこと。

反対語 ハイポ（➡p.164）

ハイパーベンチ（ハイパーベンチレーション：hyperventilation）

» 過換気症候群のこと。
» 過度の呼吸によって起こる、呼吸困難感、胸部圧迫感、手足のしびれやふるえ、動悸・めまいなど。

scene) 要介護者の状態について話しているときに

Cさん、ハイパーベンチで発作を起こしたみたいです。

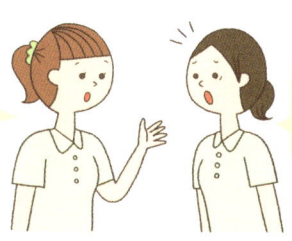

大変！何か不安なことが、あったのかしら……。

ハイポ

ハイポ (hypo-)

① 「低い、不足している」という意味の接頭辞。低血圧 (hypotension)、低血糖 (hypoglycemia) などと使われる。「ヒポ」ともいう。
② 循環血液量減少 (ハイポボレミア：hypovolemia) の略。手術などにより循環血液量が減少すること。

反対語 ハイパー (→p.163)

パウチ (ストーマパウチ：stoma pouch)

» ストーマ (人工肛門、人工膀胱) につける、排泄物を受けるための袋。
» 「ストーマ袋」ともいう。

白杖

» 盲人安全杖。
» 視覚障害者が歩行するときに使う杖のこと。
» 歩行面の安全確保、障害物からの防御のほか、周囲に視覚障害者の存在を知らせる役目がある。

白内障

» 眼球の水晶体が白く濁り、ものがかすんだり、ぼやけて見える病気。
» 老化によって起こる場合が多い。
» 「しろそこひ」ともいう。

跛行(はこう)

» 一方の足を引きずって歩くなど、正常な歩き方を維持できない状態。
» 痙性(けいせい)跛行、麻痺性跛行、失調性跛行、間欠性跛行などの型がある。

scene 介護記録を見ながら

- Cさん、間欠性跛行がありますね。
- はい、杖を準備するなどしようと思っています。

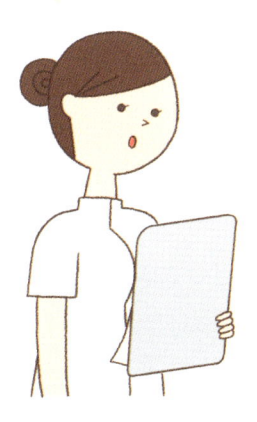

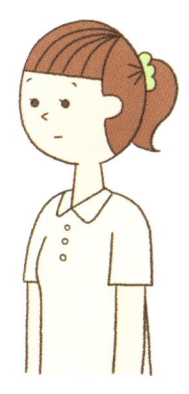

播種（はしゅ）

①ウイルスなどが、血流により全身の離れた場所に広がること。
②がん細胞が近接した膜組織に散らばり、増殖すること。

パス（pus）

➡アイテル（p.9）

パターナリズム（paternalism）

» 患者の利益のための判断は専門家である医師に委ねればよい、という考え方。
» 一般には父権主義と呼ばれるもので、本人の意思にかかわらず、強い立場にあるものが本人の利益のために判断すること。
» 「医療パターナリズム」と呼ばれることもある。

> 最近の介護の現場でも、パターナリズムよりもインフォームドコンセントが求められるようになってきています。

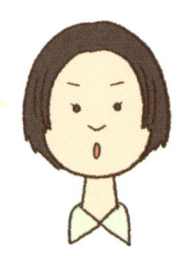

関連語 インフォームドコンセント（➡p.29）、ムンテラ（➡p.192）

ハブ (HAV：hepatitis A virus)

» A型肝炎ウイルス。

パフォる (パーフォレーション：perforation)

①穿孔。胃腸などの管状の臓器に病気やけがで孔があくこと。耳穿孔、十二指腸穿孔などが代表例。
②歯科で歯に穴をあけること。

パラ (パラプレジア：paraplegia)

➡ 対麻痺 (p.143)

バリアフリー (barrier free)

» 生活するうえで障害となるバリア（障壁）を取り除くことで、高齢者や障害者を含むすべての人の社会参加を促進しようという考え方や手段。
» 最近では、段差のない道や床などの物理的バリアフリーだけでなく、制度的バリアフリー、心理的バリアフリーなどの広い意味で使われつつある。

バリアプリコーション (barrier precaution)

» 感染防止のための無菌遮断予防策。
» 手洗い、マスクや滅菌グローブ・ガウンの着用、無菌操作などがある。

関連語 スタンダードプリコーション (➡p.117)

バルーンカテーテル

バルーンカテーテル (balloon catheter)

» 先端を風船(バルーン)のように膨らませることができるカテーテル。
» 挿入後にバルーン部を膨らませることにより、管状臓器を拡張することができる。
» 介護現場では、膀胱内から尿を出す膀胱留置カテーテルを指すことが多い。そのほか、血管に挿入して脳血管・冠動脈疾患の検査・治療に用いられるものもある。

パルスオキシメーター (pulse oximeter)

» 血中の酸素飽和度(サチュレーション)を測定する機器。
» 指先や耳たぶに受信機をつけることで、皮膚の表面から動脈血の酸素飽和度を測定できる。
» 循環不全や呼吸不全のある在宅の要介護者のモニタリングなどにも使われる。
» 装着は医療除外行為のひとつ。

ハルン (独 Harn)

» 尿。
» ユーリン(urine)ともいう。
» 略語は「Hr」。

記録などに「Hr」とあったら、「尿」の意味です。

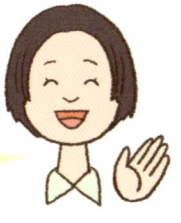

半側空間無視

» 脳血管障害などの後遺症のひとつで、障害側と反対側の刺激（視覚、聴覚など）が認識できない状態。
» 「半側空間失認」ともいう。

瘢痕

» やけどや潰瘍が治ったあとに残る痕。
» 傷ついた表皮に肉芽ができ、治癒した状態のこと。
» 広範囲にできたものを「蟹足腫」「ケロイド」という。

半座位

➡ ファーラー位 (p.175)

半側身体失認

» 実際には存在する半身への認識が欠落する障害。高次脳機能障害のひとつ。
» 「一側空間無視」ともいう。

> 左半身麻痺の人が左半身を認識できない、などというケースがあります。

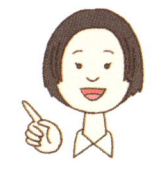

汎発性

» 病変が広範囲にわたって現れること。

半盲

①視覚障害のひとつ。目の右半分または左半分の視野が欠損する。両目の同じ側が欠損する「同名半盲」と、それぞれに耳側または鼻側が欠損する「異名半盲」がある。
②視力障害で、準盲（全盲と弱視の中間）のことを指す。

ひ

ピーエーオーツー（PaO₂：partial pressure of arterial oxygen）

» 動脈血酸素分圧。
» 換気障害、循環障害、肺炎などの診断の目安となる。

ピーエーシーオーツー
（PaCO₂：partial pressure of arterial carbon dioxide）

» 動脈血二酸化炭素分圧。
» 血中の溶解二酸化炭素量を、分圧で表したもの。
» 値が高いと、高炭酸ガス血症などのリスクが高くなる。

ビーエス（BS：blood suger）

» 血中のブドウ糖濃度（血糖値）のこと。
» 血糖値の測定を「BSチェック」という。
関連語 デキスターチェック（→p.148）

ビーエムアイ (BMI: body mass index)

» 肥満度を測る国際的な指標。体格指数とも呼ばれる。
» 体重 (kg) ÷ (身長 (cm) の2乗) で算出する。
» 「体格指数」「ボディマスインデックス」ともいう。

ビー肝 (B肝)

» B型肝炎。またはB型肝炎者。

ピートイレ (Pトイレ)

→ポータブルトイレ (p.186)

ピオ (ピオシアニン: pyocyanin)

» 化膿菌。おもに緑膿菌を指す。
» 本来、健常者に感染することはほとんどないが、手術後などで抵抗力が弱っているときに日和見感染を起こすことがある。
» 院内感染の原因菌として注目されている。
» 「シュード」「みどり」ともいう。

ビオー呼吸 (Biot's respiration)

» 終末期に現れる異常呼吸の一種。不規則な呼吸と、無呼吸が交互に現れ呼吸が停止する。
» 脳炎、髄膜炎などでみられる。

関連語 チェーンストークス呼吸 (→p.139)

皮下注射(ひかちゅうしゃ)

» 皮膚と筋肉の間にある皮下組織に打つ注射。

関連語 インジェクション（➡p.28）

ビジュアルアナログスケール（visual analog scale）

» 痛みの強さを表す評価法。
» 10cmの長さの線の中で左端を「痛みがまったくない」、右端を「耐えられない痛み」として、自分の痛みがどのあたりにあるかを示してもらう。

関連語 ペイン（➡p.182）

ヒストリー（history）

➡アナムネ（p.16）

ヒッププロテクター（hip protector）

» 転倒時の大腿骨頸部(だいたいこつけいぶ)骨折を防ぐための、パンツタイプのプロテクター。
» 大腿骨頸部にあたる部分にパッドを入れることで衝撃を和らげる。
» 転倒リスクが上昇した高齢者に有効。

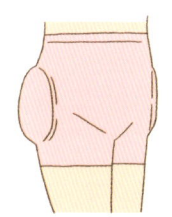

皮内注射(ひないちゅうしゃ)

» 皮膚のすぐ下の皮内に打つ注射。

関連語 インジェクション（➡p.28）

瀰慢性(びまんせい)

» 原因がはっきりしない病変が、広範囲に広がっていること。
» 病変が1カ所にとどまっていることを「局所性」という。

ヒュー音(おん)
➡喘鳴(ぜんめい)(p.127)

日和見感染(ひよりみかんせん)

» 健康な人なら無害の、感染力の弱いウイルスや細菌に感染してしまうこと。あるいは、その感染症。
» 高齢者や手術後などの抵抗力の落ちたときにかかる。
» ブドウ球菌、緑膿菌などが原因となる。

scene 申し送りのときに

Sさん、退院直後で体力が落ちているので、食事や衛生に気をつけて日和見感染を防ぎましょう。

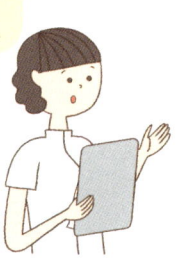

はい、わかりました。

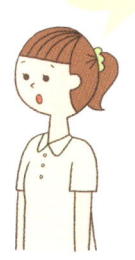

ピンホール

ピンホール (pinhole)

» 瞳孔(どうこう)が針でついた穴ほどの大きさに収縮した状態のこと。
» 光の刺激などでも起こるが、疾患や外傷などによって元に戻らない状態を指すことが多い。
» 「縮瞳(しゅくどう)」ともいう。

scene ▶ 要介護者のようすを見て

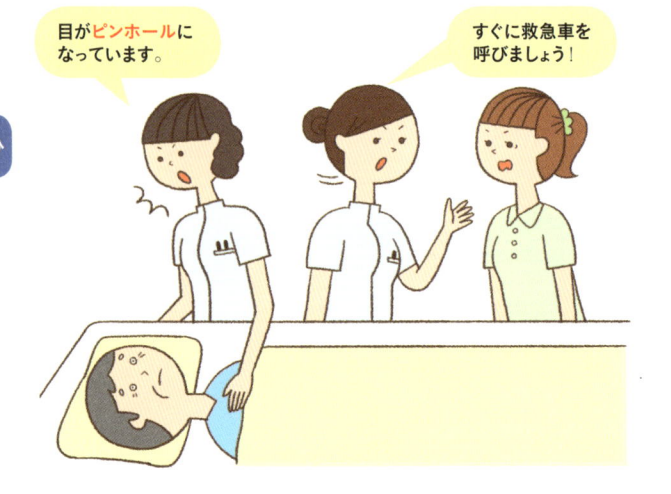

> 目がピンホールになっています。

> すぐに救急車を呼びましょう!

頻脈(ひんみゃく)

➡ タキる (p.135)

ファーストエイド（first aid）

» 応急手当。骨折部の固定や止血、人工呼吸などの救命措置も含む。
» 「ファーストエイドキット」は、応急手当用の用具をおさめた救急箱のこと。

ファーラー位

» 半座位のこと。
» あおむけに寝た状態から、上半身を起こした体位。

関連語 体位（→p.131〜133）

フィーバー（fever）

» 熱。発熱。熱病。

ブイエフ（Vf：ventricular fibrillation）

» 心室細動。
» 心室が不規則に痙攣を繰り返す状態。
» 突然死の原因となる危険な不整脈のひとつ。
» 血液が送り出せなくなることにより、急性心筋梗塞、冠動脈機能不全発作などを引き起こす。

フィステル

フィステル(独 Fistel)

» 炎症などにより、皮膚や粘膜、組織にできた穴。
» 「瘻孔(ろうこう)」ともいう。
» 英語では「フィスチューラ(fistula)」。

腹臥位(ふくがい)

» うつぶせに寝る姿勢。
» 「プローン」ともいう。

関連語 体位(たいい) (→p.131〜133)

プシ、プシコ(プシコロギー;独 Psychologie)

» 精神科。
» 英語では「サイコロジー(psychology)」。
» 「サイコ」ともいう。

scene 要介護者の状態を報告するときに

Cさん、最近うつ状態がずっと続いています。

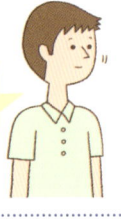

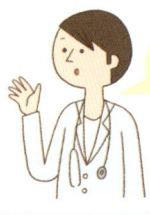

では、プシに相談しましょう。

浮腫(ふしゅ)

→ エデマ (p.38)

不随意運動 (ふずいいうんどう)

» 本人の意志とは関係なく起こる、異常運動のこと。
» 顔面や四肢などの身体の一部に生じるものや全身におよぶものなどがある。
» パーキンソン病や脳性麻痺などが原因で起こる。

反対語 随意運動 (→p.115)

不整脈 (ふせいみゃく)

→ アリスミア (p.19)

不定愁訴 (ふていしゅうそ)

» 原因が特定できないさまざまな不調。
» 動悸やめまい、のぼせ、倦怠感、頭重感など、本人が訴える症状は強く、また多岐に渡るが、検査をしても原因となる病気が見つからない状態。
» うつ病、自律神経失調症、更年期障害などの症状として現れる。

部分浴 (ぶぶんよく)

» 全身浴ができない人が、身体の一部を湯につけること。手浴、足浴などがある。
» 部分の清潔だけでなく、血行をよくする効果などがある。
» 湯につからない部分はタオルなどをかけ、身体を冷やさないよう注意する。

プラーク (plaque)

» 歯垢。歯に付着した食物のカスや細菌のこと。
» プラークを除去し虫歯や歯周病を防ぐ口腔ケアのことを「プラークコントロール」という。

プラシーボ (placebo)

» 偽薬。見た目は薬のように見えるが、薬効がないもの。
» 「プラセボ」ともいう。
» 薬効を信じて偽薬を飲むことで、実際に効果が出ることを「プラシーボ効果」という。

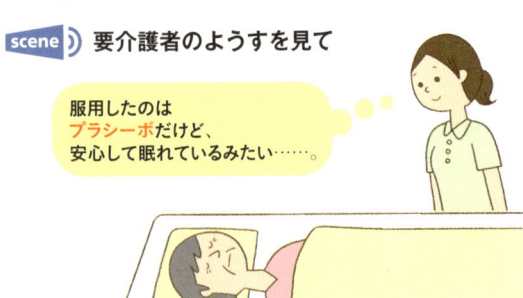

scene 要介護者のようすを見て

> 服用したのはプラシーボだけど、安心して眠れているみたい……。

ブラディ (ブラディカルジア:bradycardia)

» 徐脈。脈拍が毎分60回未満の状態。
» 脈が正常より少ない場合にも使う。

関連語 アリスミア (→p.19)、タキる (→p.135)

ブリストルスケール（Bristol scale）

» 便の性状の国際的な分類。
» 「コロコロ便」「硬い便」「やや硬い便」「普通便」「やや軟らかい便」「泥状便」「水様便」の7段階で示され、排便管理の指標となる。

ブルート（独 Blut）

» 血液。
» 輸血を指すこともある。
» 英語では「ブラッド（blood）」。

scene ▶ 腕にけがをしている要介護者を見て

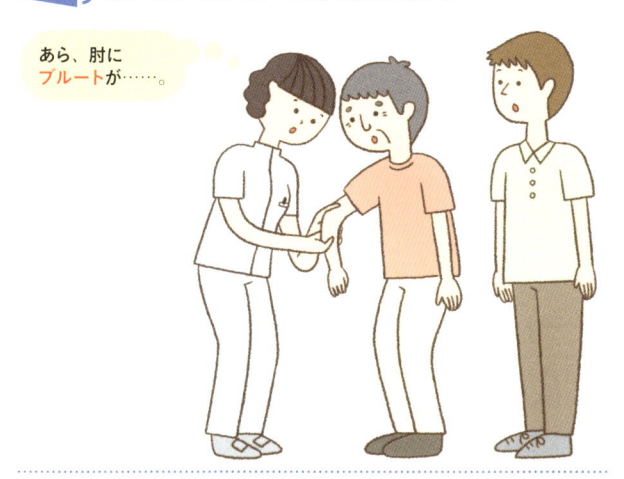

あら、肘に
ブルートが……。

フルクテーション（fluctuation）

» 呼吸性変動。
» 中心静脈圧の測定時に、呼息期と吸息期で数値が異なることをいう。

ブレーデンスケール（Braden scale）

» 褥瘡の発生リスクを客観的に評価するための表。
» 褥瘡を発生させる6つの危険因子を4段階で評価し、ランクづけをする。合計点数によって、防止の看護計画を立案する。

ブレンダー食

» 嚥下しやすいように、ミキサーにかけポタージュ状にした食事。
» 「ミキサー食」ともいう。

ブローカ失語症

» 失語症の一種。脳のブローカ中枢が損傷を受けたことで発症する病気。
» 言葉の意味は比較的理解できるが、文法的に複雑な文章が作れなくなり、語彙が乏しく、たどたどしい話し方になる。
» 「運動失語」ともいう。

関連語 失語症（➡p.104）

プローン（プローンポジション：prone position）
➡ 腹臥位（p.176）

ブロンコ（ブロンコスコピー：bronchoscopy）
» 気管支ファイバースコープ。
» 気管支内部の観察や、細胞診や異物摘出を行う器具。
» 「気管支鏡」ともいう。

プンク（プンクチャー：puncture）
» 穿刺。臓器、脊髄などに針を刺し、組織などを採取すること。
» 注射針などを身体に刺すこと。

吻合
» 血管や神経、消化管などを、手術によってつなぐこと。

ペアン（Pean's forceps）
» ペアン鉗子のこと。先に鉤のない動脈止血鉗子。
» おもに外科手術で使う。

関連語 鉗子（➡p.56）

ペイン

ペイン (pain)

» 痛みのこと。
» 「ペインキラー」とは、鎮痛剤、痛み止めのこと。
» 「ペインコントロール」とは、鎮痛剤や補助剤、神経ブロックなどを使用して疼痛を制御すること。また、これを行う診療科を「ペインクリニック」と呼ぶ。
» 「ペインスケール」とは、痛み具合を客観的に表すツールで、顔のイラストやスケールを使ったタイプなどがある。

ペインスケール（例）

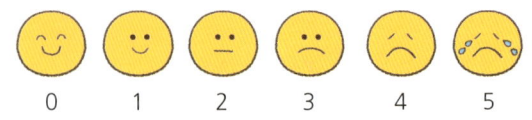

0　1　2　3　4　5

関連語 ビジュアルアナログスケール（➡p.172）

ペーシェント (patient)

➡クランケ（p.72）

ペースメーカー (pacemaker)

» 心臓の拍動を調整する方法、またはその装置。
» 心臓の筋肉に電気的な刺激を与え、拍動を促す。
» 体内への埋め込み式と、手術時・緊急時に一時的に使用する体外式のものがある。

ベースン（basin）

①消毒用の洗面器、たらい、桶のこと。
②膿盆。

関連語 膿盆（のうぼん）（→p.160）

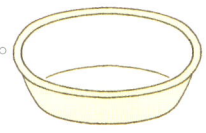

ペグ（PEG：percutaneous endoscopic gastrostomy）

» 経皮内視鏡的胃瘻造設術（いろう）。
» 内視鏡を使って腹部に小さな穴をあけ、胃の内腔（ないくう）と腹壁の皮膚の間に瘻孔（ろうこう）を造設する。手術のこと。
» 経口で食事を取れない人などに対し、直接胃に栄養剤などを入れるために行う処置。

scene ケアの方法を相談しているときに

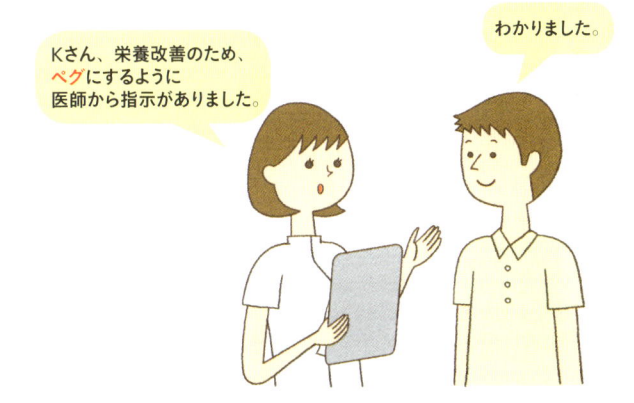

Kさん、栄養改善のため、ペグにするように医師から指示がありました。

わかりました。

ベジ（ベジタティブステート：vegetative state）

» 植物状態のこと。
» 脳幹は機能しているが、大脳の機能が失われた状態。
» 植物状態になることを「ベジる」という。

ヘパロック（ヘパリンロック：heparin lock）

» 血栓によって点滴などの輸液ルートがふさがらないよう、ヘパリンを加えた生理食塩水をルート内に満たすこと。
» ヘパリンは抗凝血薬。
» ヘパリンを加えた生理食塩水を「ヘパ生」と呼ぶ。

「点滴が終わったら、ヘパロックします」のように使います。

関連語 生食ロック（→p.121）

ヘモ（ヘモロイド：hemorrhoid）

» 痔核。いぼ痔のこと。
» 肛門部の静脈がうっ血してこぶ状になったもので、肛門の歯状線の中にあるか、外にあるかによって、「内痔核」、「外痔核」の2種類に分けられる。
» 女性や高齢者によくみられる。

ヘモグロビン（hemoglobin）

➡ ハーベー（p.161）

ヘモグロビンエーワンシー (HbA1c：hemoglobin A1c)

» ヘモグロビンと血中のブドウ糖が結合したもの。
» 過去1～2カ月の血糖の平均的な状態を表し、糖尿病判定や、治療・食生活管理の指標となる。6.5％以上であれば糖尿病型とされる。
» 「グリコヘモグロビン」の一種。

scene)) ケアの方法を相談しているときに

> Aさん、検査の結果でHbA1cが高くなっていましたね。

> 食事と運動に注意してもらっています。

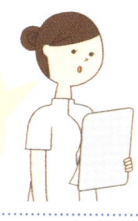

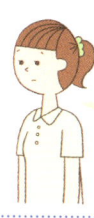

ヘモる (ヘモラージ：hemorrhage)

» 出血、または出血すること。

ペリオス (ラ per os)

» 薬を経口投与すること。
» 「p.o.（ピーオー）」と略すこともある。

ベンチレーション (ventilation)

» 人工呼吸器。
» 「ベンチレーター (ventilator)」「レスピ」ともいう。

片麻痺 (へんまひ)

» 身体の左右どちらかの上下肢(じょうかし)が麻痺すること。
» 脳梗塞(こうそく)などの血管障害や外傷により、脳の損傷部分と反対側で起きることが多い。
» 「かたまひ」「ヘミ (hemiplegia)」ともいう。

ほ

膨瘤 (ほうりゅう)

» 皮膚や粘膜などの局部的な盛り上がり。

ポータブルトイレ (portable toilet)

» 介護用の持ち運び可能な便器。トイレに行かれない場合や、トイレまでの移動が困難な人が使う。
» 「ピートイレ」ともいう。

ポートセプタム (ラ port septum)

» 手術によって作られた、薬剤注入用の経路のこと。
» 外科手術によって皮下に埋め込まれた埋め込み型ポートのセプタム (ゴム部分) に、針を刺して薬剤を注入する。
» おもに在宅中心静脈栄養法や抗がん剤療法を受ける人が使う。

ポケット (pocket)

» 皮膚の組織が欠損し、クレーター状の潰瘍となった状態。
» 「褥瘡ポケット」は、健康な皮膚の表面下で皮膚組織が欠損している状態のことで、この有無が褥瘡の重症度の指標になる。

歩行器

» 自力で歩行が困難な人が使用する歩行補助用具。杖よりも安定して、安全に歩くことができる。

関連語 杖（→p.142）

歩行器の種類

歩行器は杖よりも安定感があり、歩行の際の転倒防止にもなる。
ただし、片麻痺のある人は使用できない。

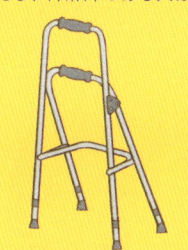

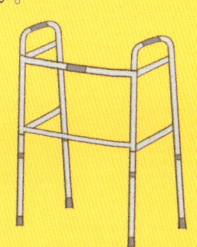

サイドウォーカー
片手で持ち、歩行のバランスを保つことができる。立ったり座ったりするとき手すり代わりにもなる。

固定型四脚歩行器
歩行器の中央に立ち、持ち上げて前に出しながら歩行する。両腕の力がある程度ある人向き。

補助犬

- » 身体に障害のある人を補助する犬のこと。
- » 盲導犬、介助犬、聴導犬の総称。
- » 介助犬は身体の不自由な人の日常介助（カギを拾う、ドアの開閉をするなど）を行う。

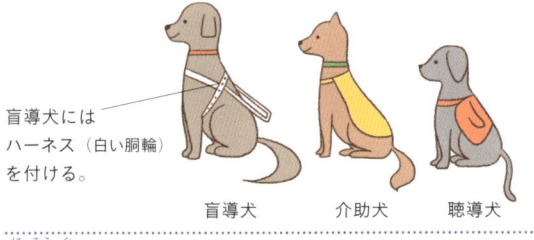

盲導犬には
ハーネス（白い胴輪）
を付ける。

盲導犬　　介助犬　　聴導犬

補装具

- » 身体の障害を補うための用具。
- » 障害者総合支援法によって、購入や修理にかかる費用の9割が支給される。

> 盲人安全杖、義眼、眼鏡、補聴器、義肢、装具、車椅子、歩行器など、多くの種類があります。

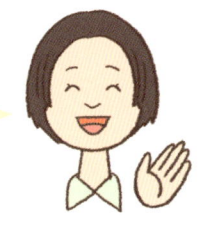

関連語 下肢装具（→p.51）、上肢装具（→p.110）

発作(ほっさ)

- » 急激に起こる病気の症状、突発的な症状。
- » てんかん、心筋梗塞(こうそく)、ぜんそくなど、さまざまな疾患で起こる。
- » 発作が起きた場合はすみやかに安全を図り、救急車を呼ぶ、医師の診断を受けるなどが必要となる。

発疹(ほっしん)

- » 皮膚にできる病的変化の総称。
- » 皮膚や粘膜にできる湿疹のこと。
- » 色や形状、発症の仕方などが診断の目安となる。

発赤(ほっせき)

- » 毛細血管の拡張・充血によって起こる一時的な皮膚や粘膜の赤み。
- » 炎症のひとつの特徴。

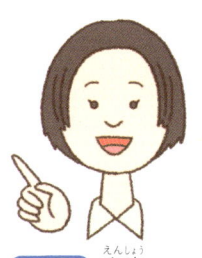

> 「腫脹(しゅちょう)」「発赤(ほっせき)」「熱感(ねっかん)」「疼痛(とうつう)」を、「炎症の4徴候」といいます。

関連語 炎症(えんしょう)(➡p.41)

ホット (HOT:home oxygen therapy)
➡ 在宅酸素療法（ざいたくさんそりょうほう）(p.91)

ボディマスインデックス (BMI:body mass index)
➡ ビーエムアイ (p.171)

ボディメカニクス (body mechanics)
» 身体力学のこと。
» 骨格、筋肉、内臓などの力学的な相互関係。
» よいボディメカニクスの動作は、要介護者の安全と安楽を確保する。
» 介護者や看護者の負担を軽減する役目もあり、介助の際にボディメカニクスを利用することで、最小限の力で最大限の効果を得ることもできる。

ホルター心電図（しんでんず）(Holter electrocardio graph)
» 長期間の記録ができる携帯用の機器を用いて24〜48時間心電図を記録する検査法。
» 24時間あるいは48時間の生活活動の心電図を取り、不整脈や狭心症の診断をする。

本態性（ほんたいせい）
» 症状や病態の原因が不明ということ。

ま

マルク（独 Mark）

① 骨髄（こつずい）。
② 骨髄穿刺（せんし）。骨髄から穿刺で骨髄液を吸引し、細胞の状態を調べる生検のこと。

満月様顔貌（まんげつようがんぼう）

» 満月のように丸くなった顔のようす。
» 副腎皮質ホルモン系薬剤（ステロイド剤）の過剰投与によって起こる副作用で、顔に皮下脂肪が沈着することが原因。
» 「ムーンフェイス（moon face）」ともいう。

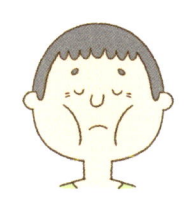

マンシェット（仏 manchette）

» 血圧測定時に使用する圧迫帯のこと。腕に巻いて使用する。

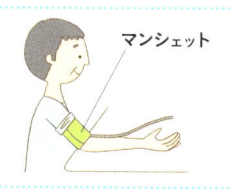

マンシェット

慢性閉塞性肺疾患（まんせいへいそくせいはいしっかん）

» 喫煙などに起因する、慢性的に気道が閉塞し、やがて呼吸困難に陥る呼吸器の疾患。
» 略称は「COPD」。

み

ミーンビーピー（mean BP：mean blood pressure）
» 平均血圧のこと。収縮期血圧と拡張期血圧の影響をあまり受けない、末梢の細い血管の血圧。
» 動脈硬化のリスクの指標となる。

みどり
➡ピオ（p.171）

む

ムンテラ（ムントテラピー；独 Mundtherapie）
» 医療従事者が患者や家族に診断・治療方針について説明し、理解を得ること。
» 本来は「患者との対話による精神的な治療」「言葉による治療」の意味。
» 現在は「インフォームドコンセント」を使うことが多い。

関連語 インフォームドコンセント（➡p.29）、パターナリズム（➡p.166）

メタボ (メタボリックシンドローム：metabolic syndrome)

» 内臓脂肪症候群。
» 内臓脂肪の蓄積（胸囲が男性90cm以上、女性85cm以上）に加え、脂質異常、高血糖、高血圧の3つのうち2つ以上が該当する状態。
» 脳梗塞や心筋梗塞の危険因子とされ、さらに糖尿病などの生活習慣病の発生リスクが高まっている状態。
» メタボリックは「代謝」という意味。

滅菌

» 熱や薬品などで菌を死滅または除去させること。

> 「消毒」は煮沸などによって菌を除菌すること（すべての菌を殺すことはできない）。
> 意味の違いを理解しておきましょう。

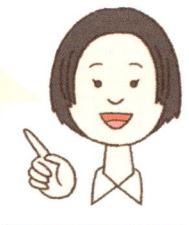

メレナ (melena)
➡ 下血 (p.78)

綿球(めんきゅう)

» 脱脂綿などを丸めたもの。
» 止血や分泌物吸収に使われる。
» 創傷部に薬を塗るときに使ったり、充填(じゅうてん)物として使われたりすることもある。

も

モスキート

» モスキート止血鉗子(かんし)。
» モスキートは「蚊」の意味で、おもに微細血管の止血などに使われる小さい鉗子を指す。
» 小血管断端をつまんで止血する。

関連語 鉗子(かんし)（➡p.56）

ゆ

ユーリン（urine）

➡ハルン（p.168）

よ

陽性石けん
→ 逆性石けん (p.64)

腰麻（腰椎麻痺）
» 腰椎（脊髄クモ膜下）にする麻酔のこと。

翼状針
→ トンボ針 (p.156)

予後
» 病気の進行具合、治療の効果など、経過や結果についての医学的な見通し。
» 「余命」の意味で使われることもある。

予防衣
» 隔離病室に入る際に、医師や看護師が感染を防ぐために着用するガウン。
» 近年では使い捨てのディスポガウンが主流。

予薬
» 薬剤を投与すること。

ライス

ら

ライス（RICE）

» ライスの法則のこと。外傷を負った人に対する応急処置の原則。
» 安静（rest）、冷却（ice）、圧迫（compression）、挙上（elevation）の頭文字からこのように呼ばれる。

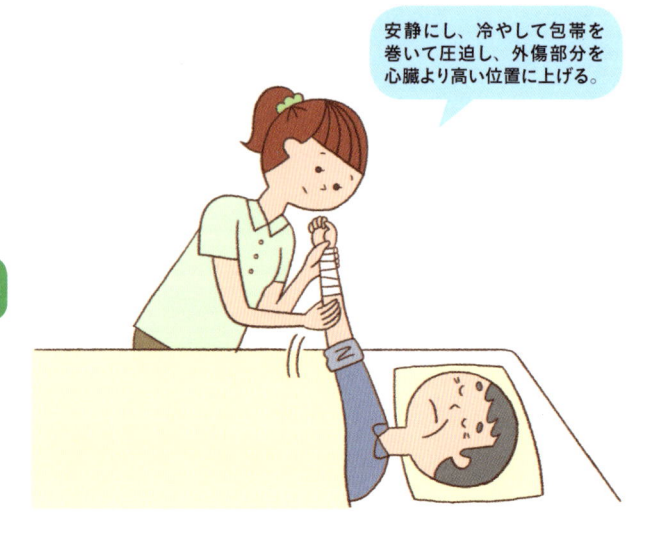

> 安静にし、冷やして包帯を巻いて圧迫し、外傷部分を心臓より高い位置に上げる。

ライントラブル（line trouble）

» 点滴ラインやドレーンなどにトラブルが生じること。
» 滴下不良や閉塞、部品の破損などで発生する。自己抜去によって起こることもある。
» 「ルートトラブル」ともいう。

ラウンド（round）

» 看護師の場合は、病室・病棟の巡回や見回り。医師の場合は回診を指す。

ラ音（ラッセル音）

» 聴診で聞かれる肺雑音。
» 気管に分泌物が貯留したときや、気管の狭窄部を空気が通過するときなどに聴かれる。
» 「乾性（連続性）ラ音」と「湿性（断続性）ラ音」がある。

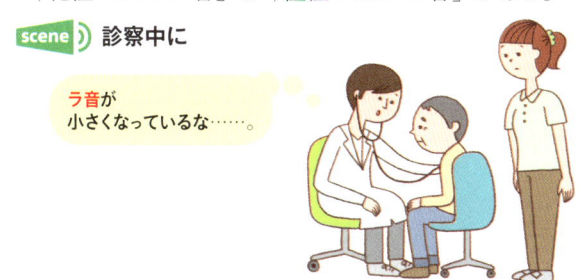

scene 診察中に

> ラ音が小さくなっているな……。

関連語 軋轢音（→p.15）、喘鳴（→p.127）

らくせつ

落屑 _{らくせつ}

» 身体から鱗屑（表皮の角質が剥離したもの）がはがれ落ちること。
» 皮膚病患者や長期寝たきりの人に見られる。

ラッセル音 _{おん}（独 Rasselgeräusch）

➡ ラ音（p.197）

り

リーク（leak）

①血管から血液が漏れたり、消化器官から消化物が漏れること。
②人工呼吸器や輸液の回路から、酸素や輸液が漏れること。

罹患 _{りかん}

» 病気にかかること。
» 一定の人口に対する罹患者の割合を「罹患率」という。

リスカ（リストカット：wrist cut）

» 手首を切る自傷行為。あるいは自己嫌悪や不快感の解消のため、手首や腕、腹部などを刃物で傷つける自傷行為。

立位

» まっすぐに立った姿勢のこと。

関連語 体位（➡p.131〜133）

リバウンド（rebound）

» 跳ね返り現象。元に戻ろうとして反動が起きること。
» 服薬をやめると、薬物で抑えていた作用や、治っていたはずの症状が服用前よりも悪化することを指す。
» ダイエットをやめて、それまで以上に体重が増えること。

scene)) 介護記録を見ながら

> Nさん、リバウンドでまた炎症が起こっていますね。

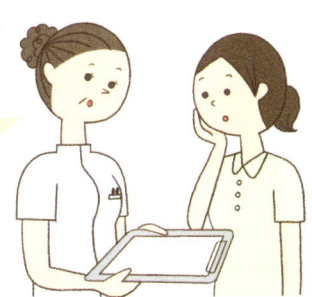

留置カテーテル

» 膀胱内留置カテーテルのこと。または留置カテーテルを設置した状態。
» 尿道狭窄や前立腺疾患の場合に使うが、失禁がひどい場合などにも使用される。

良肢位

» 仮にそのまま拘縮（関節可動域の障害）して動かなくなっても、日常の動作に支障のない肢位のこと。
» 「機能的肢位」ともいう。

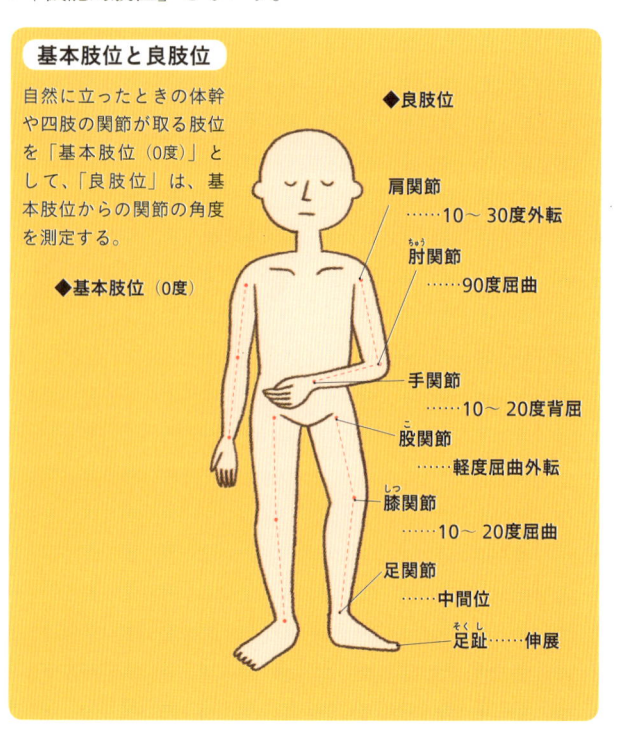

基本肢位と良肢位

自然に立ったときの体幹や四肢の関節が取る肢位を「基本肢位（0度）」として、「良肢位」は、基本肢位からの関節の角度を測定する。

◆ 基本肢位（0度）

◆ 良肢位

肩関節
……10〜30度外転

肘関節
……90度屈曲

手関節
……10〜20度背屈

股関節
……軽度屈曲外転

膝関節
……10〜20度屈曲

足関節
……中間位

足趾……伸展

緑内障

» 眼圧が異常に高くなり、視力が低下する病気。
» 急性では、頭痛や嘔吐などの症状をともなう。
» 「あおそこひ」「グラウコーマ」ともいう。
» 略語は「GL」。

> 緑内障は「あおそこひ」、
> 白内障は「しろそこひ」ともいいます。

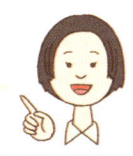

緑膿菌

➡ ピオ (p.171)

羸痩

» いちじるしくやせ衰えること。急激に、あるいは徐々にやせていく状態。
» 皮下脂肪や筋肉の減少により、標準体重より20%減少した状態。
» 原因は内分泌疾患や精神疾患による食欲不振、悪性腫瘍による消耗、栄養失調など。
» 体質的にやせている場合はこれに含まれない。

ルートトラブル（route trouble）

➡ ライントラブル（p.197）

ルールアウト

➡ アールオー（p.7）

ルンバール（lumbar）

» 腰椎穿刺。髄液採取や治療、検査を目的として、腰椎椎間からクモ膜下腔にルンバール針を指すこと。
» 腰椎麻酔を指す場合もある。

レート（rate）

» 心拍数。
» 心臓が一分間に拍動する回数のこと。
» 健康な成人は毎分60〜90回。

レサシ（レサシテーション：resuscitation）

» 緊急蘇生。呼吸や心臓の拍動が停止した人に行う。
» 気道確保、人工呼吸、心臓マッサージ、除細動などがある。

レスパイトケア (respite care)

» 高齢者や障害者を介護している家族や親族を、一時的に介護から解放して心身をリフレッシュできるようにするための援助。ショートステイや介護者の派遣などがある。

scene ケアの方法を相談しているときに

ご家族の休養のために**レスパイトケア**を入れましょうか。

わかりました。

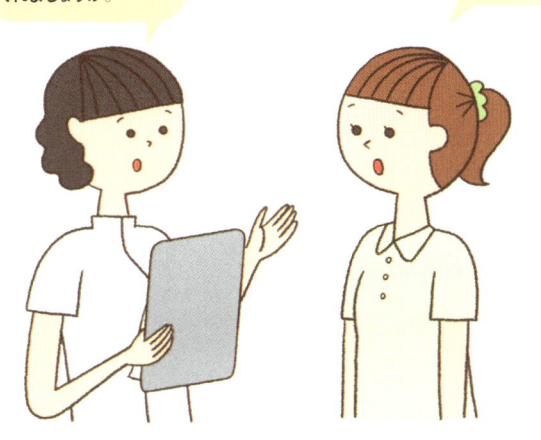

レスピ (レスピレーター：respirator)

➡ベンチレーション (p.185)

連続携行式腹膜透析

» 腹膜透析療法のひとつ。
» 1日数回、自分で透析液を交換することで、通常の生活を続けることができ、通学や就業なども可能になる。
» 血液透析より負担は少ないが、滅菌処置などに注意が必要となる。
» 「持続的外来腹膜透析」ともいう。
» 略語は「CAPD」。

レントゲン検査

» 人体内部のようすを見るための画像検査法のひとつ。
» 体内の異物の発見や疾病診断に用いられる。
» 「X線」「エクスレイ」ということもある。

ろ

弄便

» 自分の便をいじる行為。認知症高齢者の行動障害のひとつ。
» 自分の排泄物をこねたり、家具になすりつけたりする。
» 排便を適切に処理できないことから起こる行動と考えられ、本人を傷つけないよう対処することが大事である。

ロック液

» ブドウ糖を含む血液代用薬。
» 血液成分の不足を補うために、点滴などに使われる。

ローテ （独 ローテスブルートカーパーシェン：Rotes Blutkörperchen）

» 赤血球。
» 血液全体の40〜50％に相当し、酸素を運ぶ役割をする。
» 英語の略語「RBC（red blood cell）」を使うこともある。

ロフストランドクラッチ （Lofstrand cruch）

» 握りとカフ（腕支え）が付いている片手用の歩行補助杖。
» 2点で身体を支えるので、腕の力が弱い人に向いている。
» 介護やリハビリに使用される。介護保険の福祉用貸与の対称。

ロム （LOM：limitation of motion）

» 運動制限のこと。
» 疾患や外傷、またそれらによる痛み、緊張、違和感、不快感などのために、身体の動きや可動域が制限されることをいう。

ロム （ROM：range of motion）

➡ 関節可動域 （P.57）

ワッセルマン反応 (Wassermann reaction)

» 梅毒血清反応のひとつ。
» 免疫反応を利用した、梅毒検査法のこと。
» 梅毒以外の疾患でも陽性となる場合がある。これを「偽陽性」という。

ワンショット (one shot)

» 1回注入。少量の薬剤を1回で素早く静脈注射すること。

> 介護も看護も連携が大切。
> わからないことはそのままにせずに、
> 調べたり、先輩に聞いたりして
> 疑問を解決することが、
> スムーズな連携を生み出します。

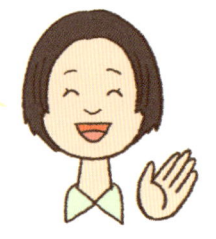

付録
身体各部の名称
医学用語言い換え一覧

付録1

身体各部の名称

医師や看護師との会話や介護記録を正しく理解するためにも、身体の名称はしっかり覚えておきましょう。

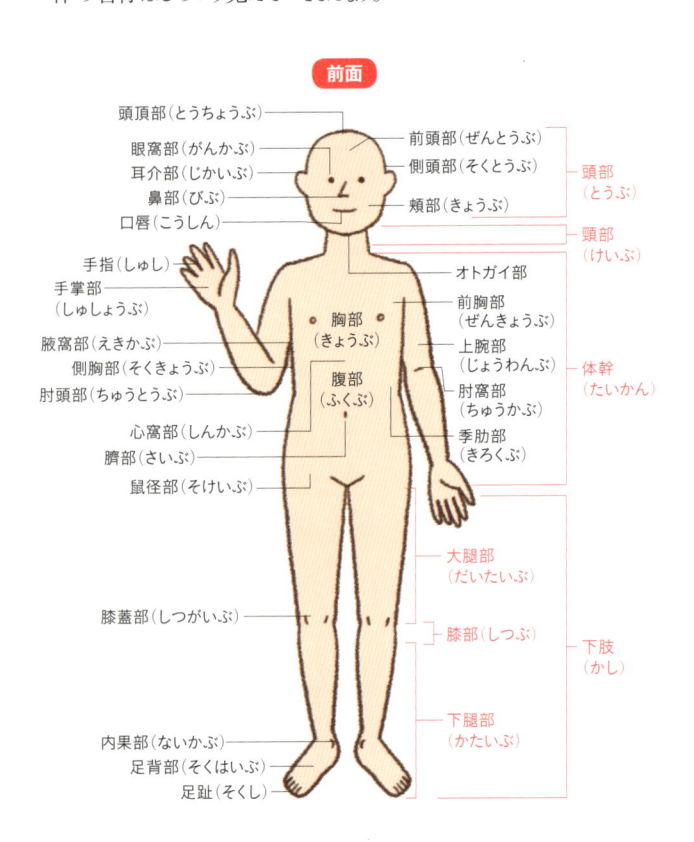

前面

- 頭頂部（とうちょうぶ）
- 眼窩部（がんかぶ）
- 耳介部（じかいぶ）
- 鼻部（びぶ）
- 口唇（こうしん）
- 前頭部（ぜんとうぶ）
- 側頭部（そくとうぶ）
- 頬部（きょうぶ）

頭部（とうぶ）
頸部（けいぶ）

- 手指（しゅし）
- 手掌部（しゅしょうぶ）
- 腋窩部（えきかぶ）
- 側胸部（そくきょうぶ）
- 肘頭部（ちゅうとうぶ）
- 心窩部（しんかぶ）
- 臍部（さいぶ）
- 鼠径部（そけいぶ）
- オトガイ部
- 胸部（きょうぶ）
- 腹部（ふくぶ）
- 前胸部（ぜんきょうぶ）
- 上腕部（じょうわんぶ）
- 肘窩部（ちゅうかぶ）
- 季肋部（きろくぶ）

体幹（たいかん）

- 膝蓋部（しつがいぶ）

大腿部（だいたいぶ）
膝部（しつぶ）
下腿部（かたいぶ）

下肢（かし）

- 内果部（ないかぶ）
- 足背部（そくはいぶ）
- 足趾（そくし）

後面

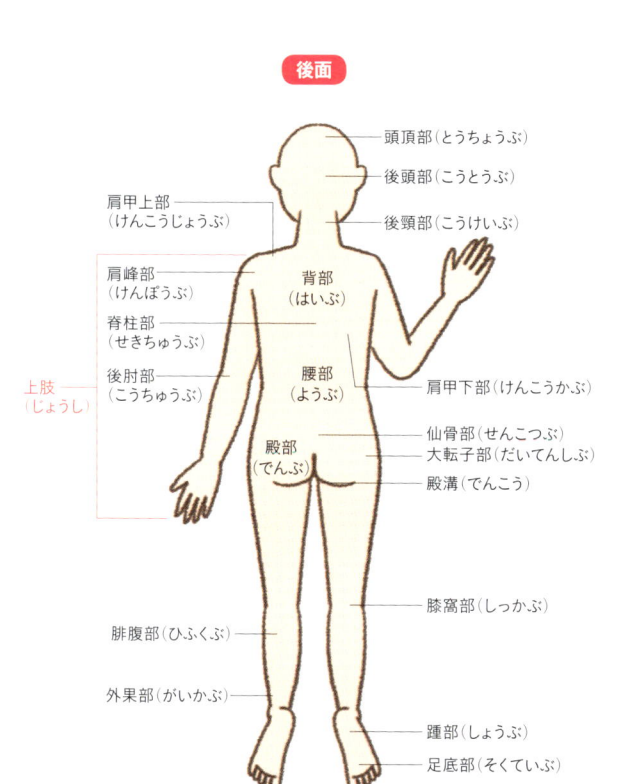

- 頭頂部（とうちょうぶ）
- 後頭部（こうとうぶ）
- 肩甲上部（けんこうじょうぶ）
- 後頸部（こうけいぶ）
- 肩峰部（けんぽうぶ）
- 背部（はいぶ）
- 脊柱部（せきちゅうぶ）
- 後肘部（こうちゅうぶ）
- 腰部（ようぶ）
- 肩甲下部（けんこうかぶ）
- 上肢（じょうし）
- 殿部（でんぶ）
- 仙骨部（せんこつぶ）
- 大転子部（だいてんしぶ）
- 殿溝（でんこう）
- 膝窩部（しっかぶ）
- 腓腹部（ひふくぶ）
- 外果部（がいかぶ）
- 踵部（しょうぶ）
- 足底部（そくていぶ）

付録2

医学用語言い換え一覧

介護・医療の現場では、一般的な言い方を
医学用語に言い換えて説明、記録などをすることがあります。
代表的な用語を一覧にしました。

身体の部分に関する言葉	
あごの先	オトガイ
足首	足根（そっこん）
足の裏	足底（そくてい）
足の甲	足背（そくはい）
脚のつけ根	鼠径部（そけいぶ）
頭の後ろの部分	後頭（こうとう）
頭のてっぺん	頭頂（とうちょう・ずちょう）
頭の前の部分	前頭（ぜんとう）
頭の両側	側頭（そくとう）
腕の肘から手首までの部分	前腕（ぜんわん）
親指	拇指（ぼし）
かかと	踵部（しょうぶ）
肩の先	肩峰（けんぽう）
髪の毛	頭髪（とうはつ）
薬指（くすりゆび）	薬指（やくし）
口の中	口腔（こうくう）
口の中の上側の壁	口蓋（こうがい）
口の両端	口角（こうかく）

身体の部分に関する言葉

唇（くちびる）	口唇（こうしん）
首	頸部（けいぶ）
くるぶしの内側	内果（ないか）
くるぶしの外側	外果（がいか）
小指（こゆび）	小指（しょうし）
尻	殿部（でんぶ）
尻のみぞ	尻溝（でんこう）
すね	下腿（かたい）
背骨	脊柱（せきちゅう）
乳首	乳頭（にゅうとう）
乳房（ちぶさ）	乳房（にゅうぼう）
爪	爪甲（そうこう）
手首	手関節（しゅかんせつ）
手の甲	手背（しゅはい）
手のひら	手掌（しゅしょう）
胴体	躯幹（くかん）
頭部の骨格	頭蓋（ずがい、とうがい）
中指（なかゆび）	中指（ちゅうし）
二の腕	上腕（じょうわん）
喉ちんこ	口蓋垂（こうがいすい）
歯ぐき	歯茎（しけい）、歯肉（しにく）
鼻の下	人中（じんちゅう）
ひげ	須毛（しゅもう）
膝頭（ひざがしら）	膝蓋（しつがい）
膝頭（ひざがしら）の裏	膝窩（しっか）

身体の部分に関する言葉	
膝から足首までの部分	下腿（かたい）
肘の内側	肘窩（ちゅうか）
肘の外側	肘頭（ちゅうとう）
人差し指	示指（じし）
ふくらはぎ	腓腹部（ひふくぶ）
太もも	大腿（だいたい）
へそ	臍（せい）
へその緒	臍帯（さいたい）
まつ毛	睫毛（しょうもう）
まぶた	眼瞼（がんけん）
眉毛（まゆげ）	眉毛（びもう）
みぞおち	心窩部（しんかぶ）
耳たぶ	耳介（じかい）
向こうずね	脛骨（けいこつ）
目頭	内眼角（ないがんかく）
目尻	外眼角（がいがんかく）
眼のくぼみ	眼窩（がんか）
肋骨下の腹部	季肋部（きろくぶ）
腋（わき）の下	腋窩（えきか）

> 身体の部分に関する用語は、p.208～209のイラストも参考にして、どの部分を指すのかイメージしながら覚えましょう。

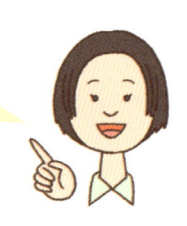

疾患・症状を表す言葉

あかぎれ	亀裂（きれつ）
赤鼻	酒皶（しゅさ）
足を引きずって歩く	跛行（はこう）
あせも	汗疹（かんしん）
穴があく	穿孔（せんこう）
誤って飲み込む・気道に入る	誤嚥（ごえん）
歩き回る	徘徊（はいかい）
痛み	疼痛（とうつう）
痛み（締めつけられるような）	絞扼痛（こうやくつう）
痛み（鋭い）	刺痛（しつう）
痛み（鈍い）	鈍痛（どんつう）
痛み（激しく慢性的）	頑痛（がんつう）
痛み（引きつれるような）	牽引痛（けんいんつう）
いぼ	疣贅（ゆうぜい）
いんきんたむし	頑癬（がんせん）
うおのめ	鶏眼（けいがん）
薄くはがれる	剥離（はくり）
膿（うみ）	膿（のう）
うめき苦しむ	呻吟（しんぎん）
おしっこが近い	頻尿（ひんにょう）
おたふく風邪	流行性耳下腺炎（りゅうこうせいじかせんえん）
穏やかでない	不穏（ふおん）
おでき	癤（せつ）
おりもの	帯下（たいげ）
おりもの（産後）	悪露（おろ）

疾患・症状を表す言葉	
潰瘍などのあと	瘢痕（はんこん）
かさぶた	痂皮（かひ）
かすれ声	嗄声（させい）
硬い便	硬便（こうべん）
かゆみ	掻痒感（そうようかん）
身体の一部に血液が滞留した状態	うっ血（うっけつ）
身体の組織内部の出血	溢血（いっけつ）
感覚が鈍い	鈍麻（どんま）
関節がはずれる	脱臼（だっきゅう）
傷が開く	哆開（しかい）
血管がふさがり詰まる	梗塞（こうそく）
血便	下血（げけつ）
血流が悪い	うっ滞（うったい）
下痢	瀉下（しゃげ）
逆子	骨盤位（こつばんい）
寒気	悪寒（おかん）
しぶり腹	裏急後重（りきゅうこうじゅう）
しみ込み広がる	浸潤（しんじゅん）
しみ出る・しみ出す	滲出（しんしゅつ）
湿っている	湿潤（しつじゅん）
しもやけ	凍瘡（とうそう）
出血を止める	止血（しけつ）
症状が安定している状態	寛解（かんかい）
症状が重い	重篤（じゅうとく）
症状が必ず出る	必発（ひっぱつ）

疾患・症状を表す言葉

症状が消える	消退（しょうたい）
症状が再発する	再燃（さいねん）
症状が強くなる	増強（ぞうきょう）
症状が悪くなる	増悪（ぞうあく）
しらくも	頭部白癬（とうぶはくせん）
心拍数増加	心悸亢進（しんきこうしん）
水分などがたまる	貯留（ちょりゅう）
擦り傷	擦過傷（さっかしょう）
生命が危機な状態	危篤（きとく）
咳	咳嗽（がいそう）
狭くなっている	狭窄（きょうさく）
組織・細胞が死んだ状態	壊死（えし）
たこ	胼胝（べんち）
ただれ	糜爛（びらん）
脱腸（ヘルニア）	嵌頓（かんとん）
だるい	倦怠（けんたい）
痰	喀痰（かくたん）
縮まって小さくなる	萎縮（いしゅく）
血を吐く（呼吸器系からの出血）	喀血（かっけつ）
血を吐く（消化器系からの出血）	吐血（とけつ）
つなぎ合わせる	吻合（ふんごう）
つわり	悪阻（おそ）
瞳孔が縮む	縮瞳（しゅくどう）
瞳孔が広がる	散瞳（さんどう）
床ずれ	褥瘡（じょくそう）

疾患・症状を表す言葉	
にきび	痤瘡（ざそう）・面皰（めんぽう）
寝汗	盗汗（とうかん）
熱っぽい	熱感（ねっかん）
眠りが浅い	浅眠（せんみん）
喉が渇く	口渇（こうかつ）
吐き気	悪心（おしん）
吐く	嘔吐（おうと）
はしか	麻疹（ましん）
はたけ	顔面白癬（がんめんはくせん）
発熱	熱発（ねっぱつ）
鼻づまり	鼻閉（びへい）
腹が鳴る	腹鳴（ふくめい）
腹が張る	腹部膨満（ふくぶぼうまん）
腫れて大きい	腫大（しゅだい）
腫れて膨れる	怒張（どちょう）
腫れもの	腫瘤（しゅりゅう）
腫れる	腫脹（しゅちょう）
ひきつけ	痙攣（けいれん）
皮膚のへこみ	圧痕（あっこん）
皮膚や粘膜が黄色くなる	黄疸（おうだん）
皮膚や粘膜の赤み	発赤（ほっせき）
皮膚や粘膜の表面のただれ、欠損	潰瘍（かいよう）
冷や汗	冷汗（れいかん）
膨れ盛り上がる	膨隆（ぼうりゅう）
膨れる	膨満（ぼうまん）

疾患・症状を表す言葉	
ふるえる	振戦（しんせん）
便・尿をもらす	失禁（しっきん）
便をいじる	弄便（ろうべん）
みずむし	汗疱状白癬（かんぽうじょうはくせん）
三日はしか	風疹（ふうしん）
耳だれ	耳漏（じろう）
耳鳴り	耳鳴（じめい）
脈が遅い	徐脈（じょみゃく）
脈が早い	頻脈（ひんみゃく）
むくみ	浮腫（ふしゅ）
虫歯	齲歯（うし）
めまい	眩暈（げんうん）
目やに	眼脂（がんし）
ものもらい	麦粒腫（ばくりゅうしゅ）
やせ	羸痩（るいそう）
やわらかいい便	軟便（なんべん）
夜泣き	夜啼症（やていしょう）

> 疾患や症状は、
> 本編でくわしく用語解説しているように、
> 外来語や略語で表すこともあります。

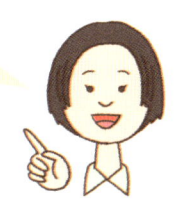

医療・看護に関する行為を表す言葉

圧力を取り除く	除圧（じょあつ）
痛みを鎮める	鎮痛（ちんつう）
痛みを取る	除痛（じょつう）
掻き出す	掻爬（そうは）
身体を洗う	沐浴（もくよく）
身体を傷つける	侵襲（しんしゅう）
身体を拭いてきれいにする	清拭（せいしき）
関節を曲げる	屈曲（くっきょく）
着替え	更衣（こうい）
切り開く	切開（せっかい）
薬を投与する	与薬（よやく）
薬を塗る・貼りつける	外用（がいよう）
薬を飲む	内服（ないふく）
薬を飲む（症状が出たとき）	頓服（とんぷく）
管を入れる	挿管（そうかん）
管を抜く	抜管（ばっかん）
口から入れる	経口（けいこう）
くわしく調べる	精査（せいさ）
痙攣を止める	鎮痙（ちんけい）
毛をそる	剃毛（ていもう）
肛門に入れる	挿肛（そうこう）
刺す	穿刺（せんし）
出血をともなう	観血（かんけつ）
咳を鎮める	鎮咳（ちんがい）
治療する	加療（かりょう）

医療・看護に関する行為を表す言葉

血を採る	採血（さいけつ）
名前を呼ぶ	呼名（こめい）
尿を採る	採尿（さいにょう）
塗る	塗布（とふ）
激しくゆれること	振盪（しんとう）
鼻から入れる	経鼻
貼りつける	貼付（ちょうふ）
病室に行く	訪室（ほうしつ）
便を指で取り出す	摘便（てきべん）
母乳をしぼる	搾乳（さくにゅう）
見回りをする	巡視（じゅんし）
耳を傾ける	傾聴（けいちょう）
結ぶ	結紮（けっさつ）
目薬をつける	点眼（てんがん）
持ち上げる	挙上（きょじょう）
焼き切る	焼灼（しょうしゃく）
要介護者を運ぶ	移送（いそう）

医学用語に慣れ、よく使われる言葉の意味を理解しておけば、医師や看護職員との連携がスムーズに図れます。

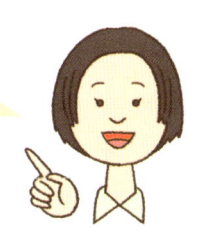

その他	
あおむけに寝る	仰臥（ぎょうが）
あくび	欠伸（けっしん）
汗が出る	発汗（はっかん）
厚みがある	肥厚（ひこう）
いきむ	努責（どせき）
意識がある	覚醒（かくせい）
医師による薬の服用指示	処方（しょほう）
入れ歯	義歯（ぎし）
うがい	含嗽（がんそう）
受け入れる	受容（じゅよう）
訴え	愁訴（しゅうそ）
うつぶせに寝る	腹臥（ふくが）
回数が多いこと	頻回（ひんかい）
過去の病歴	既往歴（きおうれき）
かみ砕く	咀嚼（そしゃく）
かみそり	剃刀（ていとう）
効き目がある	奏効（そうこう）
効き目が著しい	著効（ちょこう）
首を吊って死ぬ	縊死（いし）
薬（下痢止め）	止瀉薬（ししゃやく）・止痢薬（しりやく）
薬（咳止め）	止咳薬（しがいやく）・鎮咳薬（ちんがいやく）
薬（鼻にさす薬）	点鼻薬（てんびやく）
薬（目薬）	点眼薬（てんがんやく）
薬に対する抵抗力	耐性（たいせい）
くぼみ	窩（か）

その他	
げっぷ	噯気（あいき）
氷枕（こおりまくら）	氷枕（ひょうちん）
転がり落ちる	転落（てんらく）
転ぶ	転倒（てんとう）
さらさらしている分泌物	漿液性（しょうえきせい）
しっかり持つ	把持（はじ）
しゃっくり	吃逆（きつぎゃく）
手術に使うはさみ	剪刀（せんとう）
食事を配る	配膳（はいぜん）
退院までのスケジュール	クリティカルパス
体重をかける	荷重（かじゅう）
他人の食事を食べる	盗食（とうしょく）
治療方針の説明・同意	インフォームドコンセント
つば	唾液（だえき）
年をとること	加齢（かれい）
長引く	遷延（せんえん）
泣く（声をあげて）	啼泣（ていきゅう）
涙	流涙（りゅうるい）
尿の勢い	尿勢（にょうせい）
尿・便を出す	排泄（はいせつ）
ぬるま湯	微温湯（びおんとう）
粘り気がある	粘稠（ねんちゅう）
寝巻	寝衣（しんい）
眠りにつく	入眠（にゅうみん）
残りかす	残渣（ざんさ）

その他	
伸ばす	伸展 (しんてん)
飲み込む	嚥下 (えんげ)
鼻声 (はなごえ)	鼻声 (びせい)
鼻水	鼻汁 (びじゅう)
歯のかみ合わせ	咬合 (こうごう)
はまり込む	嵌入 (かんにゅう)
腹巻き	腹帯 (ふくたい)
引き起こす	惹起 (じゃっき)
ひだ	皺襞 (しゅうへき)
ひとり暮らし	独居 (どっきょ)
病院から出る	離院 (りいん)
病気が治る	治癒 (ちゆ)
病気になる	罹患 (りかん)
病気の今後の見通し	予後 (よご)
病室が変わる	転床 (てんしょう)
病棟から無断で出る	離棟 (りとう)
病棟を変わる	転棟 (てんとう)
普通食	常食 (じょうしょく)
ベッド上での安静	床上安静 (しょうじょうあんせい)
便をしたい気持ち	便意 (べんい)
枕元	床頭 (しょうとう)
まぶしいこと	羞明 (しゅうめい)
見た結果の判断や意見	所見 (しょけん)
眼を開ける	開眼 (かいがん)
元に戻す	還納 (かんのう)

その他	
湯	温湯 (おんとう)
横向きに寝る	側臥 (そくが)
よだれ	流涎 (りゅうぜん)

> この本で学んだこと、身につけた知識を、ぜひ介護の現場で活かしていってください。

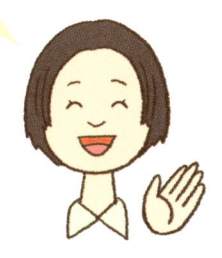

監修

白井孝子（しらい・たかこ）

東京福祉専門学校介護福祉科教務主任。看護師、介護支援専門員、福祉レクリエーションワーカー。
聖路加国際病院、および労働省内診療所での看護師経験を経て、東京都江戸川区内で14年間訪問看護に従事。平成2年、東京福祉専門学校創設時に講師に就任。以後、20年以上にわたる介護福祉士教育のなかで、送り出した卒業生は2,000人以上。著書に『基礎から学ぶ介護シリーズ 改訂 介護に使えるワンポイント医学知識』（中央法規出版株式会社）がある。

マンガでわかる！
介護のための医学聞き言葉使い方辞典

2013年1月25日 初版第1刷発行

監修者	白井孝子
発行者	澤井聖一
発行所	株式会社エクスナレッジ 〒106-0032 東京都港区六本木7-2-26 http://www.xknowledge.co.jp/
問合せ先	編集 Fax03-3403-1857／info@xknowledge.co.jp 販売 Tel03-3403-1321／Fax03-3403-1829

無断転載の禁止
本書の内容（本文、図表、イラスト等）を当社および著作権者の承諾なしに無断で転載（翻訳、複写、データベースへの入力、インターネットでの掲載等）することを禁じます。
©Takako Shirai, 2013